ウェルネスの視点にもとづく老年看護過程 第2版

生活機能に焦点をあてたアセスメント

奥宮曉子 編著

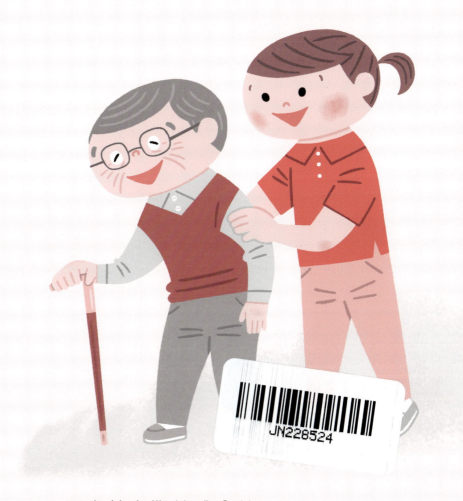

医歯薬出版株式会社

編 集

奥宮暁子　北海道科学大学保健医療学部　教授
　　　　　札幌医科大学　名誉教授

執 筆

奥宮暁子　編集に同じ
木島輝美　札幌医科大学保健医療学部　講師
髙橋順子　天使大学看護栄養学部　准教授
武田かおり　北海道科学大学保健医療学部　講師
安川揚子　佐久大学看護学部　准教授

This book was originally published in Japanese
under the title of :
UERUNESU-NO SHITEN-NI-MOTOZUKU RONEN KANGO KATEI
(Gerontologocal Nursing Process grounded on Functioning)

Editor :
OKUMIYA, Akiko
　Professor, Department of Nursing, Hokkaido University of Science
　Professor Emerita, Sapporo Medical University

© 2012　1st ed.
© 2019　2nd ed.
ISHIYAKU PUBLISHERS, INC.
　7-10, Honkomagome 1 chome, Bunkyo-ku,
　Tokyo 113-8612, Japan

第2版の序

　本書を刊行して8年が経過しました．この間に学生をはじめ高齢者にかかわる看護・介護職員，看護教員など多くの方に利用していただき，支持を得られたことは本当にうれしいことでした．とくに看護教育に携わっている教員の方に副教材として使用していただけたことは光栄でした．

　8年の間に高齢者数はさらに増加し，彼らを取り巻く環境や制度も変わり，さまざまな新たな課題も出てきています．今回，新しい情報を取り入れ，また皆様からいただいた貴重なご意見を加えて，改訂版を発行することにしました．

　おもな改訂点は次のとおりです．

① 初版からウェルネス型の看護課題を基盤にして事例を展開していましたが，第2版ではさらにウェルネス型を前面に出し，高齢者の生活機能を中心にできることを強調して，より適切な支援ができるようにしました（このことにあわせて，本書のタイトルも変更しました）
② 初版と同様に5つの生活機能を取りあげていますが，これはゴードンの枠組みのなかから生活機能を重点的にあげたものであり，あくまでゴードンの枠踏みにもとづいていることを再認識しました
③ 2章の生活機能の解説にサルコペニア，フレイルなどの最新の情報を加え，さらに高齢者の栄養問題などをくわしく述べました
④ 1，2章に続く3章の事例について見直しを行いました．私たちと一緒に老年看護の教育に携わっている髙橋順子先生に執筆者として加わってもらい，事例を"高齢者のもてる力をいかしたウエルネス型"に全面的に書き直しました．また，2章の生活機能の解説とアセスメントをいかして事例を展開しました．情報関連図も全面的に見直し，わかりやすく表示しました．これにより，1，2章の解説が3章の事例につながって，さらに学生に理解しやすくなり，臨地実習でもいかせるようになったと思います．

　第2版でも，学生をはじめ高齢者の看護にかかわる人が対象理解を深めることができ，適切な生活支援が行える一助になればうれしいです．また，看護教育にかかわる人たちの役に立つことができればたいへん光栄に思います．初版と同様に皆様からの忌憚のないご意見を聞かせていただければ幸いです．

新しい元号令和を迎えて
編者　奥宮暁子

はじめに（第1版の序）

　老年看護の対象となる高齢者は，多様な経験，価値観，生活行動をもっているため，加齢に伴う心身の変化や疾病の影響に加え，長年の生活習慣からくる価値観や生き方を重視して，何らかの健康課題をもちながらも，その人らしく安全に生活できるような支援が求められています．従来，学生は高齢者に接することが少ないため，長年の生活習慣からの生活をイメージすることが難しいうえ，複数の疾病と加齢が日常生活に及ぼす影響など多くの要因が絡み合うことで，老年看護領域での看護過程を理解することは困難でした．

　そこで私たちは，高齢者の生活機能に焦点をあてた看護過程を学生に展開させることを試みました．その結果，学生は疾病や病態生理からではなく，高齢者の日常生活がどのように行われているのかという生活機能からみることで，高齢者の全体像を把握することができるようになりました．また，問題解決型の看護過程ではなく，高齢者のできること，価値観などを大切にした生活を中心に考える看護過程を理解することができました．本書はこのような私たちの試行錯誤から誕生しました．

　本書は3章から構成されています．第1章では老年期の身体的，心理的，社会的特徴をふまえてケアのあり方を述べたうえで老年看護での看護過程を解説しました．看護過程の展開では，生活機能に焦点をあて高齢者特有の情報収集やアセスメントのポイント，健康課題の抽出，計画，実施評価までを示しました．第2章では生活機能について概説し，そのうえで高齢者の基本的な生活機能の特徴と情報収集，アセスメントの手順を説明しました．とくに栄養(嚥下機能を含む)・代謝，排泄，清潔，活動・休憩，認知機能の5つの生活機能について具体的な例をあげながらアセスメントツールなどを紹介しました．第3章では事例を用いて生活機能ごとに，基本情報，アセスメント項目と視点，アセスメントから結論，関連図，課題抽出，看護計画までプロセスを追って展開しました．さらに，これらの各生活機能のアセスメントから得られた情報を統合することで対象者の全体像を示し，優先順位を決定していく考え方までを出すことで，「生活者であるその人全体をとらえた看護」を理解できるようにしました．

　本書は，老年期の特性をおさえたうえで老年看護の特徴や配慮すべき点を述べ，さらに事例を用いて看護過程の流れを説明しているので，老年看護を学ぶ学生にとっても，また教員にとっても理解しやすく，看護実習にも役に立つと思われます．また，高齢者を担当する臨床の新人看護師にも高齢者理解の手引き書にもなると確信しています．

　最後になりましたが，私たちの教育的な試みに関心をもってくださり，原稿の遅れを粘り強くフォローしてくださった，医歯薬出版の編集担当者に深く感謝いたします．

本格的な雪の日に札幌にて　　2011年12月
著者を代表して　　奥宮暁子

目　次

第1章　老年看護における看護過程 （奥宮暁子） ... 1

1. 老年看護とは ... 2
❶ 老年看護の対象 ... 2
(1) 対象となる高齢者の特徴 ... 2
(2) 加齢による身体機能・精神機能の変化 ... 2
　■身体機能の変化／　心理面の変化
(3) 多くの疾病をもっている病態生理の複雑さ ... 3
❷ 生活機能の考え方 ... 4
❸ ケアの特徴 ... 5

2. 看護過程の概念 ... 6
❶ 看護過程の基本的な考え方 ... 6
❷ 看護過程の展開 ... 6
(1) 第1段階　情報収集・アセスメント ... 6
　■情報収集／　アセスメント…整理・解釈・分析
(2) 第2段階　看護診断(統合・課題抽出・優先順位) ... 8
(3) 第3段階　計画立案(目標・期待される成果設定・行動計画) ... 9
(4) 第4段階　実践(介入) ... 9
(5) 第5段階　評価 ... 10

第2章　生活機能と高齢者の看護 ... 11

1. 生活機能とは （奥宮暁子） ... 12
　■日常生活活動と対象理解／　日常生活活動と社会とのかかわり／　生活機能の総合的アセスメント

2. 生活機能別のアセスメントポイント ... 13
❶ 栄養・代謝 （木島輝美） ... 13
(1) 栄養状態 ... 13
　■栄養状態のアセスメント／　必要栄養量の設定
(2) 摂食嚥下機能 ... 14
　■高齢者の摂食嚥下に関する問題／　誤嚥性肺炎／　口腔ケア／
　摂食嚥下機能のアセスメントと訓練／　食事援助の進め方

❷ 排　泄 （武田かおり） ……………………………………………………………………… 20
(1) 排泄にかかわる機能と動作 ………………………………………………………………… 20
(2) 排泄機能 ……………………………………………………………………………………… 20
(3) 排尿障害 ……………………………………………………………………………………… 20
■排尿障害への看護ケア
(4) 排便障害 ……………………………………………………………………………………… 22
■便秘／　下痢／　便失禁／　排便障害への看護ケア

❸ 清　潔 （奥宮暁子） ……………………………………………………………………… 24
(1) 高齢者にとっての清潔の意義 ……………………………………………………………… 24
(2) 清潔ケアにおける留意点 …………………………………………………………………… 24
■清潔の必要性と身体状態／　清潔ケアに耐えうる身体状況（心肺機能）か／
清潔ケアが行える身体能力か／　清潔への意識，認知力／　他者に依存することへの遠慮，気兼ね
(3) 清潔ケアにおけるリスク管理 ……………………………………………………………… 26

❹ 活動・休息 （安川揚子） ………………………………………………………………… 28
(1) 活動の状況 …………………………………………………………………………………… 28
■心肺機能や運動機能の状態／　ADL や IADL の状態／　"できる活動"と"している活動"／
活動に影響している要因
(2) 活動低下が日常生活に及ぼす影響 ………………………………………………………… 29
■廃用症候群(生活不活発病)／　転倒のリスクアセスメント／　褥瘡のリスクアセスメント
(3) 休息の状況 …………………………………………………………………………………… 31
■生活リズム／　休息と睡眠
(4) 不眠が日常生活に及ぼす影響 ……………………………………………………………… 34

❺ 認知機能 （木島輝美） …………………………………………………………………… 35
(1) 認知機能のアセスメント …………………………………………………………………… 35
■認知症の種類／　認知症の中核症状と BPSD／　認知機能の評価スケール／
"せん妄""うつ状態"の鑑別について／　感覚機能のアセスメント
(2) 認知症高齢者への援助 ……………………………………………………………………… 37
■コミュニケーション／　もてる力を引き出す日常生活援助／　その人らしいあり方を知る／
社会参加や他者との関係性を知る／　安全と健康を守る

第3章　看護過程の実際 ——事例展開　　41

1. **事例紹介（Eさんのフェイスシート）**（木島輝美・髙橋順子）……………………………… 42

2. **生活機能別の展開** ………………………………………………………………………… 47
   ❶ **栄養・代謝についてのアセスメント**（木島輝美）……………………………………… 47
   　● 栄養・代謝のアセスメント項目と必要な視点　● 栄養・代謝のアセスメント展開
   　● 栄養・代謝の関連図
   ❷ **排泄についてのアセスメント**（木島輝美）……………………………………………… 57
   　● 排泄のアセスメント項目と必要な視点　● 排泄のアセスメント展開
   　● 排泄機能の関連図
   ❸ **清潔についてのアセスメント**（木島輝美）……………………………………………… 64
   　● 清潔のアセスメント項目と必要な視点　● 清潔のアセスメント展開
   　● 清潔の関連図
   ❹ **活動・休息についてのアセスメント**（髙橋順子）……………………………………… 70
   　● 活動・休息のアセスメント項目と必要な視点　● 活動・休息のアセスメント展開
   　● 活動・休息の関連図
   ❺ **認知機能についてのアセスメント**（髙橋順子）………………………………………… 78
   　● 認知機能のアセスメント項目と必要な視点　● 認知機能のアセスメント展開
   　● 認知機能の関連図

3. **ウェルネス統合関連図**（木島輝美・髙橋順子）………………………………………… 88

4. **優先順位の決定**（木島輝美・髙橋順子）………………………………………………… 89
   (1) 抽出されたEさんの健康課題の検討 …………………………………………………… 89
   (2) 健康課題の優先順位とその背景 ……………………………………………………… 89
   (3) 目　標 …………………………………………………………………………………… 90

5. **看護計画**（木島輝美・髙橋順子）………………………………………………………… 91

［参考資料］　ゴードンの11の機能的健康パターン分類を参考にしたアセスメントガイド（老年領域）（奥宮暁子）… 98
索引 ……………………………………………………………………………………………… 101

装丁：西澤　明（ラスコー），イラスト：さくま育

第1章

老年看護における看護過程

1. **老年看護とは**
   老年看護の対象
   生活機能の考え方
   ケアの特徴
2. **看護過程の概念**
   看護過程の基本的な考え方
   看護過程の展開

1. 老年看護とは

戦後の日本では，公衆衛生が整備されたことによる生活環境の改善，栄養状態の向上，医療の高度化，専門分化などにより，男女とも平均寿命が80歳超に延びている．

わが国では世界に類を見ない急速な高齢化に伴い，高齢者に対する看護には，従来のような健康問題が生じた際の医療場面のみならず，老化に伴う機能低下による日常生活そのものを支援することが求められている．すなわち，老年看護は，老化に加えて慢性疾患をかかえる高齢者に対して，最適で，目指しうる望ましい状態を最大の回復像としてとらえ，そのために生活を整え支援することと，安らかな死が迎えられるように援助することを目的としている．

一般に看護過程は，疾病や治療による健康課題の解決に重点を置いている．しかし，高齢者は明らかな疾病による健康問題がない場合でも，身体機能や記憶・認知力が低下することで，日常生活を送ることそのものが難しくなるものである．そのため，老年看護は，疾患・疾病による健康問題に焦点を当てるのではなく，その人が生きてきた生活や価値，信念に注目し，どのような健康状態であってもその人らしい日常生活を送れるように支援するのが本来のあり方と考える．

本章では，まず対象となる高齢者の身体的，心理的な特徴を概説する．次に，援助の視点として生活機能について触れ，高齢者に対する看護過程の基礎知識の整理をする．

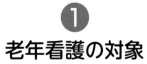

老年看護の対象

(1) 対象となる高齢者の特徴

老年とは一般的に65歳以上を指す．人間は生まれてから，成長，成熟，衰退を経て最終的に死に至るが，成熟期以降にみられる衰退が老化現象であり，その時期にかかわる看護が老年看護である．この時期にみられる心身の変化と，それらの変化が日常生活に及ぼす影響を考えていこう．

老年期は人生の最終段階であるため，それまでにどのような環境で成長したのか，どのような教育を受けてきたのか，どのような職業生活，社会生活を送ってきたのか，どのような家族背景かによって，健康状態のみならず，物事に対する見方，価値観などが大きく異なり，個人差が大きい．一人ひとりの長い生活のなかから確立された"その人らしさ"をいかした生活を維持できるように支援することが重要である．

(2) 加齢による身体機能・精神機能の変化

加齢による身体機能・精神機能の変化と，それに伴う健康障害の特徴を述べる．また，高齢者ケアに重要な（考慮しなければならない）認知症についても述べる．

★ **身体機能の変化** ★

人間は，身体の形態や生理機能をいつも正常に保つための適応力，抵抗力，予備力，回復力が働き，ホメオスターシス（平衡機能）を保っている．しかし，老化によって，さまざまな器官で細胞数の減少，衰退，機能低下などが起こり，適応力，抵抗力，予備力，回復力は低下する．

このような変化には，一定の共通性はあるものの，総合的な一人の人としての身体的な変化は個人差が大きい．たとえば，住環境では，自然に恵まれた地域で育ったのか，排気ガスなどの多い都市環境だったのか，食生活では，脂肪の多い食事を好んだのか，野菜中心の食事であったのか，職業では，屋外での肉体労働であったか，屋内でのデスクワークが中心であったか，余暇活動では，スポーツなど体を動かすことが好きであったのか，読書や音楽鑑賞など静的な活動を好んでいたのか，などによっても影響を受けている．ま

表1-1 流動性知能と結晶性知能

流動性知能	機械論的知能ともいわれ，短時間で多くのことを記憶する，言葉を流暢に話すなど，基礎的な情報処理能力のことである．神経系の成熟に影響を受ける．
結晶性知能	実用論的知能ともいわれ，日常的な経験の積み重ねや，学習や練習によって高められる能力である．物事の判断や問題解決など文化的な知識としての知能である．

た，一見年齢より若く見えても，加齢による生物学的な影響は及んでいるため，容易に健康障害を起こし，その状態からなかなかもとに戻れない状態になる．

加齢によって聴覚や視覚等の感覚器機能は低下し，高音域が聞こえにくくなる感音性難聴，水晶体の弾力性減弱と毛様体の緊張性低下による老視，水晶体の白濁化による白内障などが起こることで，危険の予測や予知が困難になる．さらに，筋力の低下や反応性が鈍くなることで危険の回避が難しくなるなど，思わぬところで老化による機能低下が露見することがある．

★心理面の変化★

認知機能とは，知覚や言語，記憶や推理，判断などのさまざまな情報を集め，それがどのようなものであるかを過去の記憶から推理し判断する力であり，判断を達成するための総合的能力を知能という．知能は，その人が生きてきた時代の教育や経済水準に大きな影響を受けている．

知能には，流動性知能と結晶性知能がある（表1-1）．流動性知能は25歳にピークを迎え，加齢に伴い下降する．結晶性知能は加齢によっても衰えず，70歳頃まで上昇し，それ以降もわずかに低下する程度である．"おばあさんの知恵"とよくいわれるものは，長年の経験で培われた結晶性知能を指している．

しかし，前述した感覚機能の低下などで情報が正しく入らなくなり，知能低下や認知機能障害はないにもかかわらず，適切な判断や反応ができないこともあるため，つねに総合的に考える必要がある．また，高齢者は身体機能の低下や情報判断の遅れなどから，失敗するのではないか，人に迷惑をかけているのではないか，という思いをつねにもっている．さらに，退職することで慣れ親しんだ環境から離れること，家族や配偶者と死別すること，などからうつ的な状態になることもある．

年をとると，ひとつのことにこだわりが強く頑固になったり，逆に，人格が丸くなって好々爺（善良でやさしい老人）になったりするのは，本来の性格が先鋭化するからであるといわれている．

認知症は脳の器質的疾患であり，一度獲得された認知機能の低下，つまり"記憶の低下""認知能力の低下"の状態である．自分の"いま"をうまく言語で伝えられないこと，危険の判断ができないこと，結果の予測ができないこと，失敗を繰り返してしまうこと，などにより不安がつねにある状態である．また，そのような能力低下を自覚しているが，自尊心や羞恥心は残っているため，人に知られたくないという気持ちがあり，自己を正当化することも多い．たとえば，尿意があるにもかかわらず間に合わずに失禁したことを他人に知られないように，汚れた下着を押し入れに隠しておいたり，更衣を他の理由で断ったりすることもある．また，他者から指示されることや援助などを受けることを嫌がることもある．喜怒哀楽をコントロールできなくなることも多く，急に怒り出すことや，拒絶行動に出ることもある．これらは，客観的には理解しづらいことであるが，その人の気持ちをよく考えてみると納得できることも多い．

(3) 多くの疾病をもっている病態生理の複雑さ

高齢者は，加齢による身体機能の低下と，長年の生活習慣から，糖尿病，高血圧，心疾患，呼吸器疾患，腎疾患などの生活習慣病に罹患している人が多い．さらに，症状の現れ方が成人と異なる場合が多く，本人からの訴えもはっきりしない場合もあり，発見が往々にして遅れる．これらの疾患では入院するまでではないとしても，食事や運動などの生活調整と薬物療法が必要となるが，身体機能や感覚機能の衰えによって，

第1章　老年看護における看護過程

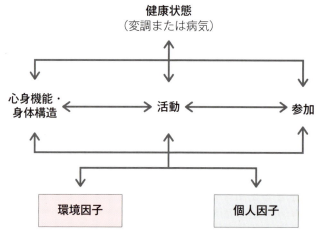

図1-1　ICFの構成要素間の相互作用

薬の管理や食事および体調管理などをひとりで実施することは難しい．さらに，薬物に対する反応が成人とは異なり，吸収，代謝，分解，排泄に時間がかかるため，効果発現が遅延したり，いつまでも作用が残ったりする．多種類の薬を服用することで，作用，副作用が強く出たり，効果が半減したりするため，複数の医療機関にかかり，多種類の薬を処方されている場合には注意が必要である．それに加えて，処方されている薬を指示どおりに服用しているかの確認も大切である．

適応力，抵抗力，予備力，回復力が低下し，感染症にかかりやすくなったり，手術を受けた場合には回復が遅くなったりする．これらは個人差が大きいとともに，本人の精神心理状態，支える家庭環境，福祉サービスなどの社会環境が影響する．

❷ 生活機能の考え方

本書では，生活機能を「その人がその人らしい生活を送るためにもっている機能」と定義する．生活機能という用語は，2001年にWHOが提唱した国際生活機能分類-国際障害分類改定版（international classification of functioning, disability and health；ICF）にもとづく新しい概念によるものである．

ICFモデル（図1-1）に示すように，人びとの健康状態は，身体とそれを使って行われる日常生活活動，社会とのかかわりなどからなる．つまり，次の3つの要素が相互にかかわり合い，その人の健康状態を形づくり，生活機能を規制している．

①心身機能・身体構造：生命の維持に直接関係し活動するための身体構造と，その働きである心身機能

②活動：食事，排泄，清潔などの毎日の生活行為のような個人レベルの活動．日常生活のなかでも，家事行為，職業上の活動，余暇活動などのように，会話や学習など社会活動を伴い，コミュニケーションや対人関係が必要なレベルの活動も含む

③参加：家庭や社会のなかでそれぞれの役割を果たす参加．生物（生命）・個人（生活）・社会（人生）の3つのレベルで示され，年齢，性別，障害の有無にかかわらず，人間が社会のなかでその人らしく生きていくために欠かせない

また，これらの要素には物理的環境や社会的環境などの環境因子と，その人らしさを形づくっている個人因子が大きく影響している（表1-2）．とくに高齢者の場合には，長年の環境因子や個人因子によって健康状態や生活機能が構築されており，さらに，現在の生活機能においてもその環境因子によってQOLは大きく左右される．

表1-2 理論的枠組み：国際生活機能分類の考え方

個人因子	年齢・発達段階や性・ジェンダーなどが含まれ，その人をその人らしくしている因子である．さらに，健康状態，体力，ライフスタイル，趣味，対処スタイル，価値信念，社会的背景，教育，職業，過去の体験と行動，性格パターン，心理社会的長所なども，現在の適応や活動・参加に影響する個人因子である．
環境因子	個人的なものと，サービスやシステムのような社会的なものが含まれる．物理的な環境としては，人びとの態度，価値観などを含んだ家族や友人，職場，社会などの人的環境，自然環境を含めて，杖，車椅子，補助具などまで人間の外にあるものすべてが含まれる．さらには，公式あるいは非公式のものを含んだ職場環境，地域活動，政府機関，通信・交通サービス，ソーシャルネットワーク，法律や政策・制度などの社会システム，教育・医学・福祉などのサービスなど個人に影響を与えるものすべてを環境としてとらえる．

表1-3 高齢者看護の要素と特徴

高齢者看護の4つの要素	・高齢者 ・家族 ・生活環境 ・ヘルスケアシステム
高齢者ケアの特徴	・高齢者の意思決定する力を信頼すること ・目指しうる最大限の生活機能の回復を促し，また維持すること ・死に至るプロセスを整えること ・高齢者と家族のニーズに応じた支援を行うこと ・高齢者と家族の力を引き出す生活環境をつくること ・高齢者と家族を支えるチームを機能させること

❸ ケアの特徴

高齢者と接する際には，これまで述べてきた高齢者の身体的，心理的特徴をふまえることが重要である．すなわち，その人の価値信念を理解し，健康への機能回復のみではなく，現在の生活の充実を図り，その人らしさを支えるということである．高齢者のもてる力を最大限発揮させ，その人らしい生活をすることを支えていくことが高齢者看護の目的である．そのため，看護の対象は，高齢者本人だけでなく，家族や地域の人などの高齢者を支える周囲の人も対象になる．高齢者本人の意思決定を尊重し，高齢者の生活環境を整えるためのヘルスケアシステムを，これら周囲の人と連携することで有効に機能させることが看護職に求められている．

高齢者看護の要素と特徴を表1-3にまとめた．

2. 看護過程の概念

① 看護過程の基本的な考え方

　対象を理解し，援助するために看護過程は欠かせないものである．看護過程は，私たちが生活する際に日常で用いている問題解決型思考にもとづくものであり，
・第1段階：情報収集・アセスメント
・第2段階：看護診断（課題抽出）
・第3段階：計画
・第4段階：実践（介入）
・第5段階：評価

の5つの段階から構成されている．すなわち，対象の健康に関する情報を収集し，それらを整理，分析，統合することで，現在起こっている問題や今後起こりうる潜在的な課題を明らかにして，課題解決の方向性を見出し，具体的な計画を立て，実践して，その効果を評価するという一連のプロセスをたどる．取り上げる健康課題には，リスク型，実在型・潜在型，ウェルネス型がある．

　看護過程の基礎は他書に譲り，本書では老年看護における看護過程の特徴について述べる．老年看護における看護過程は，リスク型，実在型の問題解決より，対象が生きてきた生活のなかで大事にしている強みをいかすウェルネス型の看護過程となる．また，高齢者の特徴でも述べたように，健康問題だけではなく，対象の"その人らしさ"をいかした生活を支援することが重要である．

② 看護過程の展開

(1) 第1段階 情報収集・アセスメント

★情報収集★

　情報収集は，対象がどのような健康状態なのか，そのことを対象自身がどのようにとらえているのか，さらに，日常生活にどのような影響が出ているのかを明らかにして，援助の方向性を見出すために欠かせないものである．そのため，やみくもに情報収集するのではなく，何のための情報なのか，どのケアに関係する情報なのかを理解し，収集項目を明確にはっきりさせておくと，情報源，収集方法，手段も明らかになり，系統立てた情報収集ができる．

　看護過程の概念枠組みには，ヘンダーソン，オーランド，オレムなどさまざまなものがあるが，本書ではゴードンによる11の機能的健康パターン分類を参考に，老年におけるポイントを含めて作成したアセスメントガイドを巻末（p98）に収載した．

　情報には，本人からの訴えである主観的情報と，第三者の観察，計測，記録などから得られる客観的情報がある．高齢者の場合は，自覚症状が現れにくいことや，認知症などにより自分の状況を的確に言語化できないことで，主観的情報が得られにくいといえる．客観的情報は，看護者自身が直接観察したり，計測したりして得た一次的情報と，他者が観察したり，計測したりして記録した二次的情報に分けられる．さらに，観察による客観的情報についても，症状が出にくいこと，老化によりカモフラージュされてしまうことから，明らかでない場合も多い．そのため，看護者は，どのような情報を，どの情報源から，どのような方法で得るのか，情報の手がかりとなるものは何かを考え，つねに自分のアンテナを張っておくことが大切で

2. 看護過程の概念

表1-4　高齢者とのコミュニケーションでの注意点

- 正面から近づき，目線を合わせて挨拶する
- ゆっくり，はっきりした声の高さやテンポで，高齢者にわかりやすい挨拶や言葉づかいをする
- 適度な温度で，プライバシーが保たれ，リラックスできる環境を整える
- 集中できるだけの静かさが保てる環境を整える
- 体調や疲労に考慮した時間を確保する
- 排泄や食事などにより話が中断されることがない時間帯を選ぶ
- 会話や動作など高齢者のペースに合わせ，ゆっくりと対応する
- 高齢者の理解しやすい言葉を用い，自尊心を傷つけないような言葉づかいや態度となるよう留意する

ある．他の専門職による自分が知らない情報や過去の情報などが参考になることも多いが，必ず自分自身で観察し，客観的な情報と照らし合わせて情報の精度を上げることが必要である．

情報収集は，観察，問診，コミュニケーション，フィジカルアセスメントによる測定などで行う．また，系統的に行うと取りこぼしもなく整理もしやすい．身体的な情報であれば，臓器別に系統的なヘルスアセスメントを行う．さらに，現病歴や既往歴にあわせて，これまでの健康歴や健康観，健康習慣も確認する．面接では生活歴や体験した出来事などと照らし合わせて聞くと思い出すことが多い．

情報収集のなかでも観察は重要である．服装，表情，歩き方や動作ひとつからでも多くの情報が得られる．フィジカルアセスメントによる測定も観察のひとつであり，目的をもって系統的に観察・測定し，できるだけ数値化や映像化をすると他の人にもわかりやすく客観的な情報となる．また，すでに信頼性や妥当性が確認されているアセスメントツールやチェックリストなどを用いると客観性が保たれ，他の専門職も利用でき情報が共有できる．これらのツールによって，足りないところや強みが明らかになるので，援助の方向性を定めることや効果測定にも役に立つ．

コミュニケーションによる情報収集も大切である（表1-4）．たとえば「これはなんですか？」という話しかけで，声は聞こえているのか，対象物は見えているのか，質問の内容を理解しているのか，何と返事すればよいのかわかっているのかなど，聴力，視力，理解力や表出力といったさまざまな情報が得られる．その際に，対象の表情，仕草，返答までの時間，声の調子なども観察することで，さらに多くの情報が得られる．認知症があり，本人から詳しい情報が得られないときには，家族やケアマネジャーなど対象を支援している人からの情報も参考になる．

家族や介護者からは，過去の情報から，最近の生活ぶり，本人が話したがらないこと，医療者には見せない日常生活の様子など，具体的な生の情報が得られることがある．また，これまでどのような場所で生活していたのか，どのような職業に就いていたのか，教育背景や暮らし方，生育歴や職業，家族背景などの生活歴は，断片的であっても健康観，価値観などに影響を与えているので重要な情報となる．対象がベッドサイドに飾っている写真や大切にしている物などがあれば，それらから話しを広げ，対象の生き方や価値観などを知ることができる．さらに，対象が生きてきた時代の出来事や流行していた歌やファッションなどを参考にして，当時の写真などを見ながら話を聞いていく回想法を取り入れることも効果がある．

また，高齢者の場合には，1日の生活を考え，朝起きてから夜寝るまでの生活行動を聞いたり，観察したりすることで，日常生活を送ることに影響している身体機能や精神機能を明らかにすることができ，生活機能やセルフケア能力の程度を知ることができる．その際，できないことや不十分なことなどは目に付きやすく情報として得られやすいが，実際にしていること，できること，努力していることなどに注目する必要がある．寝たきりの人でも，視線を合わせられること，指示に従おうとする姿勢がみられることなどは強みになる．認知症の人の場合では，比較的記憶がはっきりしていること，曖昧なこと，嫌がることなどを知って

おくと，さらに多くの情報を得ることができる．人により時間帯によって意識の覚醒状態が異なることもあり，生活リズムを把握することは重要である．

高齢者の話の端々に，それまで生きてきた体験から得た信念や生きがいが見えてくる．これらは，その"人となり"を知るうえで重要であり，これからの援助におけるポイントとなる．これらの情報は，直接「生きがいは何ですか？」「何か信念はお持ちですか？」と聞いても表現されることは少ないので，話のなかや日常生活行動のなかのこだわりなどに注目していく必要がある．

★アセスメント …整理・解釈・分析★

アセスメントは，得られた情報を整理し，その情報の意味や成り行きなどを解釈・分析し，他の情報との関連性を見出し統合する過程である．

高齢者のアセスメントで重要なことは，疾病だけでなく，老化，これまでの生活の仕方，生き方が影響していることを考慮して，いま起こっていることの原因を，心身両面，社会的側面などのさまざまな角度から検討しアセスメントすることである．

食事，排泄，活動と休息，清潔動作などの生活機能を中心にして，それらの機能にかかわる身体的機能や認知機能などを整理していくと情報間の関連がわかりやすい．日中と夜間，在宅と施設など，同じ日常生活行動でも条件や体調によって異なることも多いため，場面ごとに情報を整理することも大切である．また，習慣化されている行動や振る舞いなどに，これまでの生き方などが反映されていることも多い．

さらに，1日の生活の流れのなかで生活機能をみる．昨日と比べて変わっていないか，物理的環境や人的支援などの背景因子や，その人の性格，これまでの生き方，信念などの個人因子がどのように影響しているかも考えて，得られた情報を解釈，統合，分析していく．

高齢者のアセスメントにおける全般的な注意点を**表1-5**にあげる．

しかし，昔の情報にこだわっていると，現在起こっている問題がみえなくなってしまうこともあるため，現在の状態を把握し，それらに過去の生活や習慣などがどのように影響しているのかを考えるようにすると

表1-5 アセスメント全般における注意点

- どのような人なのか
- どのような背景をもっているのか（生き方，信念，家族，仕事）
- 長年の生活習慣はどうか
- 何がきっかけで健康課題が生じたのか
- 元気な頃の状況はどうだったのか？
- 入院・入所前の生活状況はどうだったのか
- これまでの経過から今後どこまで到達可能なのか
- 何ができて，何ができないのか
- なぜできないのか（加齢，認知，運動機能など）
- 現在の状況からの改善・予防の余地はないか

よい．

(2) 第2段階 看護診断（統合・課題抽出・優先順位）

情報を整理，解釈して，さらに統合することで対象者の全体像がみえてくる．すなわち，その現象（健康課題）が，どのような背景（原因）で起こっているのか？ 何がその人らしく生活することを妨げているのか？ そのままの状態（成り行き）だとどうなってしまうのか？ それを改善予防するには何（どのような援助）が必要か？ 看護でできるのはどのような援助・支援なのか？ その人らしく生活するには何が不足しているのか？ それは看護援助で補えるのか？ どのような援助をすることでその人のできること，強みをいかして，その人らしく生活できるのか？ を考えることが重要である．このときに得られた情報の関連や成り行き，関係因子などを表す情報関連図を書くと，全体像がはっきりして課題の所在が明らかになる．これにより，治療の根拠や援助の方向性がみえてくる．

次に，明らかになった複数の課題に優先順位をつける．基本的には，①生命の危険性が高い，②本人の苦痛の程度が高い，③健康に及ぼす影響が強い，④生活行動に及ぼす影響が強い，の順で優先順位が決定されるが，最終的には対象にとって何が大切であるかを考えて決定する．高齢者の場合には，多くの要因が複雑に絡み合い，健康課題はひとつでないことが多い．また，ひとつの課題にも多くの背景や要因があるため，

優先順位を決めるのは難しい．生命の危機が優先されるのはもちろんであるが，安全・安楽を中心に高齢者自身の思いも大切にしなければならない．

老年看護における看護診断は，医学的診断で表すのではなく，現在の健康状態が日常生活にどのように支障，影響をきたしているのかを分析し，成り行きを推測する．その際，対象のもつ価値信念や，背景因子，個人因子が現在の状態にどのように影響しているかを考える．その現象が起こっている原因や要因をあげることで目標(goal)や期待される成果(outcome)が明らかになる．この期待される成果は短期的なものから，長期的なものまである．

看護診断や健康課題は，客観的・主観的徴候や症状とそれに関連する因子，要因を含め，対象のもっている長所や強みをいかしたウェルネス型の課題表記で記述する．

(3) 第3段階 計画立案（目標・期待される成果設定・行動計画）

目標(goal)や成果(outcome)の記述にはRUMBAの原則がよく用いられている．これは，Real（現実的），Understandable（理解可能），Measurable（測定可能），Behavioral（行動的表現），Achievable（到達可能）の頭文字を取ったものである．すなわち，"どんな場合でも現実的であること""誰でも理解できること""測定ができること""具体的な行動を書き表すこと""到達が可能であること"をいつも頭に入れておくと目標を具体的に記述できる．目標や期待される成果は，対象を主語にして記述する．たとえば「○月○日までに，Aさんは手すりを使って100m歩けるようになる」「○月○日までに，Bさんは1日に500mLの水分を食事以外でとれるようになる」などである．

看護計画は，診断に対する成果が定められると同時に，その成果を達成するために立てられる看護治療（看護介入）の中身であり，援助を提供する看護者の行動計画を指す．看護計画は，観察(OP)，直接援助，処置(CP・TP)，教育的援助(EP)に分けて表す．また，簡潔に，誰が見てもわかるように，誰が(who)，何を(what)，何時(when)，どこで(where)を記述する．

高齢者が長年にわたって培ってきた価値信念こそ，その人らしさを表しているものであるから，その価値信念を尊重して，朝起きてから寝るまでの日常生活を，いかに安全に，安楽に過ごせるかを含めた計画を立案する．安全・安楽の視点を計画に組み込むことはどんな場合にも基本ではあるが，安全ばかりを重視し，介助量を多くするのではなく，その人の背景因子，個人因子を考慮し，できるだけ，情報収集で得た対象者自身の強みや力を発揮できるような援助計画を立案する．

一例をあげると，脱水症の予防のために1日500mLの水分補給が必要である場合に，看護計画にただ「1日500mLの水分補給を行う」と書くのではなく，具体的に，「朝食時：お茶100mL，10時：麦茶100mL，昼：紅茶100mL，3時：おやつとともに牛乳100mL，夕食：お茶100mL」というように，水分補給の時間とその量や方法を日課の中に組み込んでいくと誰にでもわかりやすくて，他の看護者も確実に援助できる．その際に，①対象が自分でできること，②声かけでできること，③どの程度の援助が必要か，また，どのような方法で介助が必要かを記載しておくと，誰もが同じ援助ができ，対象者も混乱しなくてすむ．さらには，食事時に水分を一緒に取るのか，おやつやお茶の時間を取る習慣があったのか，好みの飲み物や味付け，というような過去の生活習慣も把握しておくと，より対象に合った個別性をいかした援助計画が立てられる．

認知症がある場合は，認知機能が低下している部分とはっきりしている部分をアセスメントすることで，危険の回避につながる．日中の意識がはっきりしている時間帯を把握して援助計画に組み入れると，危険なくできることが多くなり，その人の残されている機能，強みを最大限に活用することができる．

(4) 第4段階 実践（介入）

援助実践は，計画に則って，正確にかつ安全に実施することが求められる．計画の実施には，安全・安楽の原則が最優先される．この原則は，どのような対象に対しても重要であるが，とくに高齢者の場合には重要となる．また，援助は対象の生活リズムに合わせて

第1章 老年看護における看護過程

行うことも大切である．意識がはっきりしている時間帯に教育的な援助や処置などを行うと協力が得られ，効果もあがる．一方，睡眠不足や疲れているとき，ストレスがたまっているようなときには，どんな援助も受け入れないことがある．このようなときに無理をして行うと危険を招くことがあるので注意する．

計画を実施する際，対象がどのような状態であったか，実施した結果，対象の反応や状態はどのように変化したか，援助計画は効果的であったか，を記載することで最終段階の評価がしやすくなる．

(5) 第5段階 評価

それぞれの健康課題に対して援助した結果，得られた成果の到達度を判定するものである．対象の状態がどのように変化したか，期待した成果が現れているかを観察によって評価する．

期待した成果が得られなかった場合には，その原因を探ることになる．健康課題を抽出するための情報収集，アセスメント，看護診断，計画立案のすべての段階を振り返り，どの段階が不十分であったのか，足りない情報は何か，アセスメントにおいて不十分だったことはないか，課題抽出や目標設定に無理はなかったか，実施方法が対象者に適していたのかなど，各段階について評価することで，新たな問題点や解決策などが明らかになる．

また，期待した成果が得られたときにも，各段階のどこが良かったのかを振り返り評価することで，他の対象にもいかすことができる．

文献

- 江川隆子(2006)：ゴードンの機能的健康パターンに基づく看護過程と看護診断．ヌーヴェルヒロカワ．
- Alfaro R(2002)/江本愛子訳(2004)：基本から学ぶ看護過程と看護診断．第5版，医学書院．
- 北川公子(2011)：系統看護学講座　老年看護学．医学書院．
- 山田律子，井出　訓(2008)：生活機能から見た　老年看護過程＋病態・生活機能関連図．医学書院．
- 奥宮暁子(2003)：ナーシングセレクション11　リハビリテーション看護．学研．
- 正木治恵(2007)：老年看護実習ガイド．照林社．
- 水戸美津子(2011)：新看護観察のキーポイントシリーズ　高齢者．中央法規出版．
- 堀内ふき(2011)：ナーシンググラフィカ　高齢者の健康と障害．メディカ出版．

第 2 章

生活機能と高齢者の看護

1. 生活機能とは
2. 生活機能別のアセスメントポイント
   栄養・代謝
   排　泄
   清　潔
   活動・休息
   認知機能

第2章 生活機能と高齢者の看護

1. 生活機能とは

　老年看護の看護過程では，疾病や健康問題の解決ではなく，疾病や健康課題をかかえていてもその人らしく生活するということに着目している．前章の生活機能の項で紹介したICFのモデルを基本にして，高齢者の生活機能について考えてみよう．

★ 日常生活活動と対象理解 ★

　私たちが毎日生活していくには，呼吸や循環など生命の維持に直接関係する諸臓器の器質的・機能的な働きが大切である．高齢者は，加齢によりこの身体的な機能が器質的変化を起こしたり，機能的に低下したりしているが，これらはそれまでの生活や生き方に大きく影響され個人差がある．そのため，食事，排泄など生命活動を滞りなく行うための前提となる身体機能のアセスメントが第一に重要である．さらに，この生命活動を維持するために，毎日必ず行う行為（食事，排泄，清潔など）が日常生活活動であり，これはどのような健康状態であっても生きているかぎり続いていく活動である．

　生命を維持し，日常生活を送るために，栄養・代謝（食事や健康状態に関する機能）は欠かせないものである．食べることは人間の本能的なことでもあり，また個人の好みや生き方を最もよく反映している．栄養状態はその他の生活機能に影響を及ぼすため，栄養状態に関する情報を把握することは対象の全体像を理解するのに役立つ．

　排泄や清潔行動は，セルフケア行動として子どもの頃からしつけや教育として身につけており，正常（普通）であれば他者に見られたり，介助を必要としたりすることはない．そのため，加齢によってこれらのことが自分ひとりでできなくなり，他者の援助を受けるということは自尊心を大きく揺るがすことになる．

★ 日常生活活動と社会とのかかわり ★

　日常生活活動は人間が生きていくためのきわめて個人的な活動であるが，一方で他の人との関係のなかで行う社会的な活動でもある．一例をあげると，食事や排泄，清潔に関する活動，休息などの活動はどこでも好きな時間や場所で自分勝手に行ってよいわけではなく，時間と場所の認知や，トイレや浴室などへの移動能力も必要である．すなわち，自分の身体を場所やタイミングに合わせて動かしたり，移動させたりする判断力やコントロール能力を駆使する認知力が要求される．つまり生活機能は，人が自立している証でもあり，社会で他者と生活をともにして社会参加をするのに欠かせないものである．このように，生活機能は他者との関係で成立するものであり，コミュニケーション能力や認知機能の働きを基盤としている．

★ 生活機能の総合的アセスメント ★

　日常生活活動には，身体機能はもちろん，それまでのライフスタイルや過去の体験など，個人の生活が大きく反映される．

　また，高齢者の生活機能は，加齢による運動機能の低下だけでなく視覚や聴覚などの感覚機能の状態などからも影響を受けている．さらには，疾病による健康状態からくる活動耐性や，実行するために必要な判断，手順よく遂行する能力などの総合的な認知機能も必要になるため，それらを含めた総合的アセスメントが大切である．

　本書ではおもにゴードンの機能的健康パターンの枠組みから〈栄養・代謝〉〈排泄〉〈清潔〉〈活動・休息〉〈認知機能〉を取り上げるが，生活機能はこれだけではないのはもちろんである．他の項目も，これらの生活に深く影響していることは前述のとおりである．また，それぞれに解説，アセスメントをしているが，個々に独立しているわけではなく，すべてが相互に関連していること，どの生活機能にも認知機能が影響していることを考慮しなければならないのはいうまでもない．

2. 生活機能別のアセスメントポイント

① 栄養・代謝

食事とは，生命の維持のみを目的とするのではなく，生活のなかでの楽しみであり，他者との交流の媒介ともなるものである．要介護の高齢者には，蛋白質・エネルギー低栄養状態（PEM）が多いといわれるが，その背景として，加齢による体組成の変化，嚥下機能や消化・吸収能力の低下，複数疾患の合併，ADLや認知機能の低下に加えて，社会的孤立や介護力低下などの社会的側面も関連していると考えられる．そのため，栄養状態を改善するには，多方面からの情報収集と評価が必要となる．また，近年注目されているフレイル（frailty）（p29参照）の状態にある高齢者には低栄養状態が多いといわれている．そして，身体的フレイルの中核的な病態であるサルコペニア（sarcopenia）（p29参照）は，全身性の骨格筋量および骨格筋力が減少するもので，その原因のひとつに低栄養があげられている．こうしたフレイルやサルコペニアを背景とした嚥下機能の低下も指摘されている．ここでは，高齢者の栄養状態と摂食・嚥下機能に関するアセスメントの視点について述べる．

(1) 栄養状態

★ 栄養状態のアセスメント ★

高齢者の栄養状態は，入院（入所）直後から定期的にアセスメントすることが望ましい．その他，手術や侵襲的治療の開始前，褥瘡や感染症の発現時，栄養不良の可能性がある場合など，高齢者の栄養状態の変化を早期に発見し，介入する必要がある．

高齢者の栄養状態は，病歴の問診と身体検査で構成される主観的包括的評価（subjective global assessment；SGA）と，血液や尿の生化学検査値，身体計測値などで構成される客観的栄養評価（objective data assessment；ODA）によって評価する（表2-1）（事例p47～）．SGAで栄養障害があると判断された場合には，ODAを実施する．また，高齢者の栄養スクリーニングツールとして，簡易栄養状態評価表（mini nutritional assessment-short form；MNA®-SF）が有用

表2-1 SGAとODA

主観的包括的評価 （SGA）	・体重の変化（現在の体重，健常時の体重，体重の増減の有無） ・食事摂取量の変化（変化の時期，食事内容） ・消化器症状（嘔気，嘔吐，下痢） ・活動の状況（ADL状況など） ・問診による身体状況（基礎疾患，発熱，ストレスなど）
客観的栄養評価 （ODA）	・BMI（body mass index） ・体重減少の割合（％体重変化，％健常時体重，％適正体重） ・身体計測（上腕三頭筋皮下脂肪厚，上腕周囲長など） ・生化学検査（血清総蛋白，アルブミンなど） BMI＝体重kg/（身長m）² （BMI＝22が適正体重とされる） 適正体重＝身長m×身長m×22 ％体重変化＝（健常時体重kg－現在の体重kg）÷健常時体重kg×100 　※一定期間に基準値以上の体重変化がみられた場合は注意が必要である． 　基準値：≧1～2％/1週間，≧5％/1カ月，≧7.5％/3カ月，≧10％/6カ月

表2-2　必要栄養量の計算

エネルギー必要量	エネルギー必要量（TEE）＝基礎代謝（BEE）×活動係数×ストレス係数
	基礎代謝量（BEE）：Harris-Benedict式 ・男性＝66.47＋(13.75×体重kg)＋(5.0×身長cm)－(6.76×年齢) ・女性＝655.1＋(9.56×体重kg)＋(1.85×身長cm)－(4.68×年齢) ※実際の体重が適正体重からかけ離れている場合，適正体重を式に当てはめて求めることもある
	活動係数（activity factor；AF） ・安静1.0（高齢者0.8～0.9とする場合もある），歩行可能1.2，労働1.4～1.8
	ストレス係数（stress factor；SF）：以下のなかで一番高い値を用いる ・体温：37℃ 1.2，38℃ 1.4，1.0℃上昇ごとに0.2ずつ加算（最大2.0） ・臓器障害：1.2，1臓器につき0.2ずつ加算（最大2.0） ・熱傷：熱傷範囲10%ごとに0.2ずつ加算（最大2.0） ・外傷：骨折1.15～1.3，筋肉1.25～1.5，頭部1.6 ・手術：軽度1.2～超高度1.8（術後3日間） ・感染症：軽症1.2～重症1.5 ・褥瘡：Ⅰ・Ⅱ度1.1，Ⅲ度1.2，Ⅳ度1.3
必要水分量	［簡易］30～40mL×体重kg/日
	［詳細］尿・便量mL＋不感蒸泄mL－代謝水（約200mL）（ただし，不感蒸泄mL＝15mL×体重kg） ※in-outバランスも考慮する
蛋白質必要量	必要蛋白質g/日＝体重（kg）×ストレス係数

である．これは，嚥下状態，体重変化，歩行状況，疾患の有無，精神面，BMIなどの6項目で構成され，国際的に使用されている．

これらのアセスメントを通して，高齢者の栄養状態を早期に発見する．

★必要栄養量の設定★

栄養状態をアセスメントしたら，次に必要栄養量の設定が必要となる．

ここでは，エネルギー必要量，必要水分量，蛋白質必要量の算出方法について紹介する（表2-2）（事例p50～）．算出した必要栄養量と，高齢者が実際に摂取している栄養量を比較し，過不足の状況に合わせて栄養摂取方法を検討する．

(2) 摂食嚥下機能

★高齢者の摂食嚥下に関する問題★

嚥下障害を引き起こす原因はさまざまであるが，高齢者に多いのは，脳血管疾患，パーキンソン病などの神経変性疾患，認知症などである．

しかし近年，高齢者における特定の疾患を背景としない"加齢による嚥下機能の低下（老嚥，presbyphagia)"が注目されている．これは嚥下に関するフレイルともいわれ，背景にはサルコペニアによる嚥下に関連する筋肉量の減少があると考えられている．老嚥のスクリーニングには，10-item eating assessment tool（EAT-10）が有用である．体重，食事状況，嚥下状態に関する10項目の質問で構成され，3点以上で嚥下機能に問題がある，1～2点で老嚥の可能性があると判断される．老嚥の状態は嚥下障害ではないが，嚥下障害の前段階であり，進行するとサルコペニアの摂食嚥下障害（sarcopenic dysphagia）に至るとされている．そのため，老嚥の状態から予防的なアプローチが必要である．また，老嚥の状態にある高齢者が脳血管疾患を発症したり，肺炎などで安静や絶食を強いられたりすると，それをきっかけに嚥下障害が顕在化する場合もある．

高齢者は表2-3にあげるような状態で，摂食・嚥下機能に影響を及ぼす場合が少なくない．そして，嚥下障害があると，窒息，誤嚥性肺炎，低栄養，脱水などの問題が引き起こされる．

2. 生活機能別のアセスメントポイント

表2-3 高齢者に多い摂食嚥下機能に影響を及ぼす状態

状態	背景
食欲の低下	味覚・嗅覚の鈍麻，活動量の減少，消化不良，孤食など
唾液分泌の減少	唾液腺萎縮，複数薬剤の内服，脱水など
咀嚼力の低下	歯の欠損，義歯の不適合，咀しゃくに関連する筋力の低下など
喉頭閉鎖の不良	喉頭位置の下垂による喉頭挙上距離の増加，喉頭周囲や舌の筋力低下により，喉頭蓋による喉頭閉鎖が不完全になったりタイミングが遅れたりする
摂食動作の困難	ADL低下により摂食動作が困難，食事姿勢保持の困難，食事時間の延長など
食事への認識低下	認知機能の低下により注意散漫になる，食事・食具を認識できない，早食い・つめこみ食いなど
体力の低下	低栄養，活動量の低下，疲労，喀出力の低下，免疫力の低下など

嚥下障害を疑う症状には，次のようなものがある．
・むせる，咳が出る
・発熱
・元気がない，疲労感
・体重減少
・食欲の低下，食事内容や好みの変化
・声がかすれる，食物残留感
・痰の増加．痰に食物残渣が混じっている　など

★**誤嚥性肺炎**★

誤嚥性肺炎は，誤嚥によって食物残渣や唾液，胃液などとともに細菌が肺に侵入することで生じる肺炎のことで，摂食嚥下障害がもたらす重大な合併症のひとつである．

誤嚥性肺炎を予防するためには，まず"誤嚥を予防する"ことが重要である．そして，もし誤嚥しても肺炎を発症しないためには"全身状態を良好に保つ"とともに，肺に侵入する細菌の数を減らすために"口腔内を清潔に保つ"ことが大切である．誤嚥性肺炎の症状は，発熱，湿性咳嗽，喀痰，呼吸苦・喘鳴，全身倦怠感などであるが，高齢者の場合には典型的な症状が出現せず，傾眠，認知機能低下，せん妄などとして現れる場合もある．

★**口腔ケア**★

口腔ケアは，口腔内の清潔を保つことで細菌数を減少させるため，誤嚥性肺炎の予防に有効である．また口腔ケアは，口腔内の清掃だけではなく，唾液分泌を促進する効果や口腔・嚥下機能を向上させる効果がある．そのため，毎食後の口腔ケアはもちろんであるが，食前にも実施することで，より誤嚥性肺炎の予防につながる．とくに起床時は口腔内が乾燥して最も細菌数が多いといわれるため，モーニングケアとともに口腔ケアを実施することが望ましい．

口腔ケアの方法は，自分の歯が残っている場合には，歯ブラシで歯間や歯と歯肉の間を1本1本ていねいにブラッシングする．総義歯で自分の歯がない場合でも，歯肉や上顎，舌，口腔内をやわらかい歯ブラシやスポンジブラシでやさしく磨くことで汚れを除去でき，マッサージ効果もある．

義歯は，専用歯ブラシを用いて流水下で磨く．その際，研磨剤入りの歯磨き粉は義歯を傷つけるため使用しない．義歯は乾燥に弱いため，保管時は水を入れた容器に入れる．週に2～3回，義歯洗浄剤につけおき洗浄する．

★**摂食嚥下機能のアセスメントと訓練**★

摂食嚥下の一連の過程は5期(先行期，準備期，口腔期，咽頭期，食道期)に分類できる(表2-4)．各期において高齢者に多くみられる問題は次のとおりである．

先行期では，認知機能やADLの低下が影響するため環境調整が重要となる．

準備期では，歯の欠損や咀嚼力の低下が問題となりやすい．しかし，「噛めない→やわらかい食事→さらに咬筋が低下する」という悪循環に陥らないよう，食事形態を常食に近づける可能性はないか継続的に検討する必要がある．

口腔期では，舌や口腔内の運動機能の低下により送

第2章　生活機能と高齢者の看護

表2-4　摂食嚥下の5期の過程

先行期	食べ物を認識し，何をどのくらい・どのようにして食べるかを判断し，口に運ぶまでの時期をいう． 意識レベル，認知機能，感覚機能，食欲，摂食動作などが関連する．
準備期	食物を口に取り込み（補食），舌と歯を使って唾液と混ぜて咀嚼し，食塊を形成する時期をいう． 開口，口唇の閉鎖，舌の運動，下顎の運動，唾液の分泌，歯牙の状態などが関連する．
口腔期	食塊を舌の運動によって口から咽頭へと送り込む時期をいう． 舌の運動（とくに舌が口蓋に押しつけられるかが重要），頰の感覚や運動が関連する．
咽頭期	食塊が口腔から咽頭に送り込まれ，嚥下反射が起こり，喉頭が挙上して喉頭蓋が気道を閉鎖し，食塊が咽頭を通過して食道へと送り込む時期をいう． このとき喉頭蓋が気道を閉鎖できないと食物が気道に入り込み誤嚥が起こる． 嚥下反射の惹起，喉頭の位置，喉頭蓋の閉鎖，軟口蓋の閉鎖などが関連する．
食道期	食塊が咽頭を通過し，食道入口部から胃へと運ばれる時期をいう． ここで障害があると胃食道逆流が起こる．食道括約筋の閉鎖，食道の蠕動運動，姿勢（臥位よりも座位・立位のほうが食道通過は良好）などが関連する．

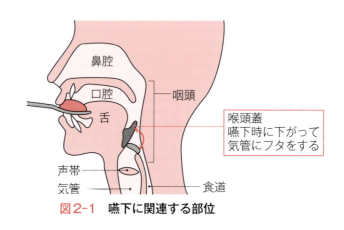

図2-1　嚥下に関連する部位

り込みがうまくいかず食物残渣が多くみられる．

咽頭期では，加齢に伴い喉頭位置が下垂することにより喉頭蓋で気道を閉鎖するための喉頭挙上運動の距離が長くなることや，老嚥に伴う嚥下関連筋の低下により，気道閉鎖が不完全になったり，閉鎖のタイミングがずれたりして誤嚥を起こしやすくなる（図2-1）．とくに液体は咽頭を素早く通過するため，喉頭蓋による気道閉鎖が間に合わず誤嚥しやすい．

また，食べるときの姿勢によっても誤嚥を起こしやすくなるため，嚥下機能に合わせて正しい安定した姿勢を整えることが大切である（図2-2，3）．不安定な姿勢や長時間の食事などは全身を疲労させ，その疲労が嚥下関連筋の疲労にもつながり，より誤嚥しやすくなる．通常，誤嚥した場合はむせや咳が出るが，嚥下機能の低下が重度になると無症状のまま誤嚥してしま

う"不顕性誤嚥"が起こる可能性もある．そのため，むせや咳以外の症状（顔色の変化，痰の量の増加，のどのゴロゴロ音，SpO_2の3～5％低下など）も観察する必要がある．

食道期では，高齢者は食道括約筋の低下があり，円背による前傾姿勢や食後すぐの臥床で胃食道逆流が起こりやすく，逆流した食物を誤嚥してしまう場合もあるため注意が必要である．表2-5に，高齢者の食事場面において観察されるさまざまな問題が，摂食嚥下の過程のどの期で起こり，どのような原因が考えられ，どのような援助が必要であるかを示した．

摂食嚥下の訓練には，食物を用いずに嚥下にかかわる筋肉のリラクセーションや運動機能の向上を目的とする基礎訓練（嚥下体操，マッサージ，呼吸訓練など）と，実際に食物を嚥下することで嚥下動作を再獲得す

2. 生活機能別のアセスメントポイント

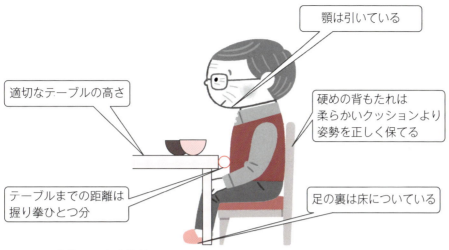

図2-2 座位での食事姿勢

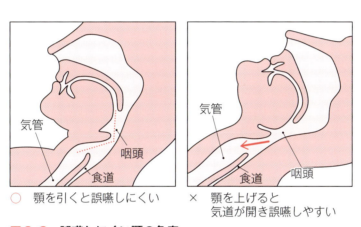

図2-3 誤嚥しにくい顎の角度

る摂食訓練（少量の水ゼリーなどから開始して徐々に難易度を上げる）がある．障害されている期や原因・程度に合わせて，これらの訓練を組み合わせて実施する．これら摂食嚥下の訓練を行うタイミングとしては，食事前に嚥下体操を実施することも誤嚥予防に効果的である．加えて，食事前および普段から高齢者と楽しく笑いながら会話をすることも発声や呼吸の訓練となり，口腔内や顔面筋を動かす体操となりうる．そして，何より高齢者の食べる意欲につながると考えられる．このような日々のかかわりを通して高齢者の食べる力を引き出すことも重要である．

一方で，サルコペニアを背景とする嚥下障害では，嚥下関連筋のみならず，全身の筋力の低下がみられる．その場合，嚥下訓練と並行して栄養状態を改善し，活動性を高めて全身の筋力の回復を図ることで，嚥下機能の回復につながるといわれる．このように，嚥下機能だけに着目するのではなく，全身状態を総合的に判断する視点も大切である．

★食事援助の進め方★

高齢者の食事では，栄養状態や摂食嚥下機能のアセスメントにもとづいた援助が必要である．しかし，栄養摂取や誤嚥予防だけに着目しても豊かな食事とはならない．安全で楽しい食事を進めるためには，これまで述べてきたような誤嚥予防の援助はもちろんのこと，高齢者の心理的状態やこれまでの生活習慣なども考慮していく必要がある．そして，食事に影響する要素として，規則正しい生活リズム，適度な活動，十分な休息，気持ち良い排泄などが整っているかどうかも

表2-5 食事場面で観察される問題と援助の方向性

観察される問題	関連期	考えられる病態・障害	援助の方向性
食欲がない	先行期	嗜好 不規則な生活リズム 活動量低下 心理的問題	本人の嗜好にあわせたメニューの工夫 生活リズムの調整，生活習慣の尊重 活動量の増加 心理面への配慮
ボーっとしている，キョロキョロしている	先行期	意識レベルの低下 覚醒度の問題 注意障害	覚醒を促す 生活リズムの調整 食事に集中できる環境 口腔周辺のマッサージ 口腔ケア
食べ物を見ても反応しない	先行期	食べ物を認識できない	五感を刺激する（視覚・嗅覚など） 認知しやすい盛り付けや配置の工夫 1品ずつ目の前に置く
一度に口に入れる量が極端に多い，詰め込む	先行期	食物の硬さ・温度・適量の認知障害による遂行機能障害	小さいスプーンを使用する 少量ずつ前に置く 適度なペースの声かけ
箸やスプーンで口に運ぶが，到達する前にこぼす	先行期	麻痺，失調，失行，失認	自助具の工夫
口が閉じない，流涎が出る，食べたものがこぼれる	準備期	顔面麻痺による取り込み・保持の障害 口唇閉鎖不全	口唇閉鎖の補助 笛吹き訓練 口唇周囲マッサージ 構音訓練（口唇音：パ・マの発音）
硬いものが噛めない	準備期	う歯，義歯不適合，歯周病など	う歯・歯周病の治療 義歯の調整 食事形態の工夫（きざみ，ミキサーなど）
長時間口にため込んで飲み込めない，麻痺側の頬に食物がたまる	口腔期	舌機能低下により咽頭に食物を運べない 顔面麻痺により頬と歯牙の協調運動ができない	舌の運動 頬のマッサージ 健側に食べ物を入れる 麻痺側の頬を押して補助する
上を向いて嚥下している	口腔期	送り込み障害	食事時の姿勢の工夫（30度臥位など） 食物を舌の奥に入れる
特定のもの（お茶や汁物など）でむせる	準備期 咽頭期	口腔内に食物を保持できず，早期に咽頭へ流入してしまう 嚥下反射の惹起遅延・低下	咳払い訓練 食材の工夫（とろみ，ミキサー，ゼリーなど） 顎引き嚥下や姿勢の調整
むせる，嚥下反射がなかなか起こらない，何回も飲み込む必要がある	咽頭期	感覚閾値の上昇による知覚入力障害 球麻痺・仮性球麻痺に伴う舌咽頭神経障害	前口蓋弓のアイスマッサージ Kポイント刺激 チューブ飲み訓練 薬物療法
食事の後半にむせる，元気がなくなる，食欲がなくなる	先行期～食道期まですべて	疲労（体力低下，食事時間が長い，食事に集中できない，食物を上手く口へ運べないなど） 食物の取り込み，送り込み障害 誤嚥（不顕性含め）がある 胃食道逆流がある	疲労しない食事姿勢の工夫 全身のリラックス 食後の座位（30分～2時間）
食事中，食後に咳が出現する	咽頭期 食道期	咽頭残留がある 胃食道逆流がある	食後の座位（30分～2時間）
食事中，食事後に声がガラガラ声に変化する，のどがゴロゴロする	咽頭期	梨状窩・喉頭蓋谷に食物が残る（咽頭残留） 誤嚥	咳払い訓練 複数回嚥下 交互嚥下
食後に鼻水が出る，食べ物が鼻から出る，鼻声になる	咽頭期	鼻腔閉鎖不全	笛吹き訓練 ブローイング
吐き気や嘔吐がある，胃液の逆流がある（食後に臥位になるとむせる，夜に咳が出る）	食道期	食道括約筋（噴門部）の機能低下による逆流 長期の胃管留置による食道括約筋の弛緩	食事時および食後の座位（30分～2時間） 少量ずつ分割食

2. 生活機能別のアセスメントポイント

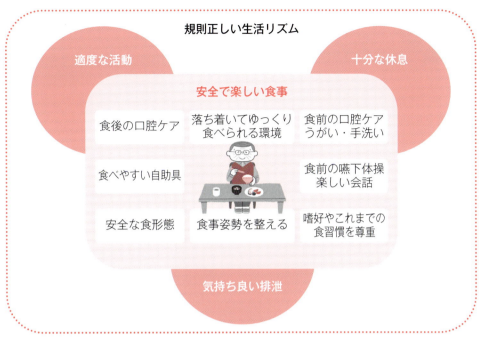

図2-4 安全で楽しい食事をすすめるための要素

確認していく．このように，高齢者の生活全般を総合的にアセスメントしたうえで食事援助の方向性を見極める必要がある（図2-4）．

文献

- MNA®-SF Rubenstein LZ, et al（2001）：Screening for undernutrition in geriatric practice：developing the short-form mini-nutritional assessment（MNA-SF）．J Gerontol A Biol Sci Med Sci，56（6）：M366-M372．
- EAT-10 Belafsky PC, et al（2008）：Validity and reliability of the Eating Assessment Tool（EAT-10）．Amn Otol Rhinol Laryngol，117：919-924

2 排 泄

高齢者は，加齢に伴い腎機能や消化機能が低下し，排泄機能の障害に陥りやすい．糸球体数や腎血流量の減少により，糸球体濾過率が1/2にまで低下（20歳代と80歳代の比較）するうえに，膀胱の萎縮や括約筋弛緩によって，多尿や尿失禁などの排尿障害がみられる．消化機能では，小腸の栄養吸収率低下，大腸粘膜の萎縮や血流量減少に伴う蠕動運動低下により，排便障害が起こりやすくなる．また，肛門括約筋の収縮力が低下することで便失禁の可能性を高める．認知症の場合はさらに問題の困難さを高めることが多くなる．

排泄の障害は，恥ずかしさや衛生的な問題だけでなく，社会活動への影響も大きく，人間の価値・尊厳にかかわる側面をもつことを理解する必要がある．ここでは，高齢者の排尿・排便機能に関するアセスメントの視点について述べる．

(1) 排泄にかかわる機能と動作

高齢者の排泄のアセスメントは，排泄に直接かかわる身体機能のみならず，脳や脊髄，神経の働きとともに，精神や認知機能を含め，過去から現在までの情報も収集しながら行うことが望ましい．排泄が正常に行われているかをアセスメントするために，5つの機能や動作によって評価する（表2-6）．

(2) 排泄機能

排泄をアセスメントする際には，排泄状況を表2-6に示す観察項目に生活習慣や環境（住まいや家族など）を含めて，情報収集する必要がある．正常な排泄の過程に何らかの異常が生じている場合には，それらがどのような障害や疾患に起因するのか，あるいは加齢による変化なのかを明らかにする．

(3) 排尿障害

健康な高齢者でも排尿の間隔や尿意を感じてから排尿までの時間が短くなるなど，少なからず排尿障害をかかえている．頻回な排尿によって，トイレのことをつねに気にするようになり，水分をできるだけ取らないようにしたり，尿意の有無にかかわらず1時間おきにトイレへ通ったりすることが多い．買い物や旅行などの外出時にトイレの場所が少ないことや，何度もトイレに立ち寄ることを気にして外出を控え，QOLが低下する高齢者も多い．

尿失禁は，尿意がわからなかったり，我慢できなかったりするなど，さまざまな理由で起こる（表2-7）．健康な高齢者だけでなく，認知症の場合でも，尿漏れで下着を汚してしまうことを認めるのは難しく，不安や戸惑いから汚れた下着を隠す・捨てるなどの思わぬ行動をとることがある．さらに，家族を含めた周囲の人に指摘や注意を受けると，ストレスを強く感じ，急に怒り暴力をふるい，介助を拒否することもある．

尿失禁の状態や原因をアセスメントし，改善の可能性がある場合は，適切な対処を行うとともに，高齢者

表2-6 正常な排泄のための機能と動作

知覚と自覚	尿意や便意を知覚し，適切に我慢ができ，痛みや残尿感がわかる．
排泄の場所や機会	トイレや尿・便器などを排泄するための場所，用具であると認識できる．
移動・動作	起居，立位や座位の保持，移乗・移動ができる．
衣服の着脱	排泄のじゃまにならないように下着などの着脱ができる．
正常な排尿と排便	排尿：日中5～7回，夜間は0～1回 1度に200～500 mLの尿を10～30秒間で，スムーズに出す． 漏れや残尿がない．痛みや臭いがない． 排便：1日に1～2回．黄褐色の有形軟便

2. 生活機能別のアセスメントポイント

表2-7 尿失禁の分類

	状態	原因	アセスメントポイント	対処方法
腹圧性尿失禁	腹圧が上昇する動作（咳やくしゃみ，重いものを持つ）により，膀胱の収縮なしで尿が不随意的に漏れる．	・骨盤底筋群の脆弱化 ・前立腺摘除術後	・骨盤底筋力 ・尿失禁の状況 ・出産歴 ・閉経 ・肥満 ・便秘	・骨盤底筋訓練 ・膀胱訓練（排尿を我慢する） ・薬物療法 ・電気刺激療法
切迫性尿失禁	急に強い尿意を感じ，トイレに行こうとするが，我慢しきれずに漏れる．	・運動性：脳血管疾患など中枢神経の障害により，排尿を抑制するシステムが働かない ・知覚性：膀胱炎，膀胱がんなどで知覚神経過敏になり，尿の通過障害が起こる	・排尿間隔 ・1回排尿量 ・既往歴 ・膀胱内の炎症（感染や放射線療法） ・トイレに間に合わない状況 ・強い尿意を感じる程度と様子	・薬物療法（原因疾患に対する治療，膀胱収縮を抑制する薬剤） ・膀胱訓練 ・水分摂取などの生活指導
溢流性尿失禁	膀胱内の尿を十分に排出できず尿が膀胱に充満し，溢れて持続的に尿が漏れる．	・下部尿路の閉塞：前立腺肥大，尿道狭窄，前立腺がんなど ・末梢神経障害：糖尿病や骨盤内臓器手術などの神経損傷による膀胱の収縮力低下	・排尿間隔 ・1回排尿量 ・残尿量 ・既往歴 ・排尿開始までにかかる時間 ・尿線 ・残尿感	・原疾患の治療（尿道閉塞や，膀胱収縮力の改善） ・薬物療法（膀胱収縮力改善） ・残尿改善
ADL低下による機能性尿失禁	運動障害により一連の排泄行動ができないために起こる．	・身体可動性の低下により，排泄動作が間に合わない	・排泄行動のどの部分が行えていないか ・トイレまでの移動 ・衣服の着脱 ・転倒の危険	・治療，機能回復訓練（リハビリ） ・トイレ動作の工夫 ・介助方法の習得や工夫 ・住環境の整備 ・リアリティオリエンテーション ・福祉用具の活用 ・社会資源の活用
認知機能低下による機能性尿失禁	一連の排泄行動がわからないために起こる．	・認知症や高次脳機能障害などのために排泄に関することがわからず間に合わない	・認知症や高次脳機能障害 ・尿意 ・トイレの認知 ・失禁の認知 ・排尿に関して怒りや隠すなどの行為	

自身の気持ちや不安に寄り添う必要がある．おむつや尿取りパッドの使用は，抵抗が大きく，自尊心を傷つける場合もあるため，十分に配慮したうえで，見た目にわかりづらい衣類の選択やトイレでの廃棄の仕方などの工夫について援助する．また，介助を必要とする場合や認知症を伴う場合には，排尿間隔や蓄尿量などの情報をもとにトイレへ誘導すること，すぐに排尿できるような衣類やトイレ環境をつくることなどが尿失禁を未然に防ぐ工夫として重要である．尿失禁は，本人のみならず介護者にとっても，頻回の排尿介助やおむつ交換，経済的負担などがふりかかり，人間関係に悪影響を及ぼす可能性があることを考慮する．

＊排尿障害への看護ケア＊

　高齢者の生活環境や生活習慣は多様化しており，排

表2-8 便秘の種類

		原因	アセスメントポイント	対処方法
機能性便秘 器質的変化のない腸の機能低下や異常	直腸性便秘	・排便の機会を逃す ・下剤などの誤用，乱用	・排便習慣 ・排便時の姿勢 ・下剤などの使用状況	・規則的な排便習慣 ・正しい排便姿勢 ・肛門刺激 ・摘便，浣腸 ・食事療法（繊維質） ・運動療法 ・薬剤療法
	弛緩性便秘	・大腸の運動低下 ・腹筋などの筋力低下 ・腹圧をかけられない	・腸蠕動運動 ・便の性状 ・食事内容（量・繊維質） ・運動量 ・排便に対する考え方 ・排便環境	
	痙攣性便秘	・大腸の副交感神経が過緊張することで，便の通過が障害される	・ストレス（過度の緊張や動揺など） ・抑うつ傾向 ・認知症 ・精神的疾患	
器質性便秘		・腸の器質的変化：大腸がんや腸閉塞による大腸の機械的通過障害，肛門周辺異常，排便反射障害など	・腹部膨満感 ・腸蠕動運動 ・悪心，嘔吐 ・血便 ・貧血	・原疾患の治療 ・薬剤療法

尿障害の症状や原因がひとつとは限らない．看護師がとらえている問題と，本人・家族が知覚している問題が相違しないように，傾聴する姿勢で問題を共有することが大切である．尿失禁のアセスメントにおいては，日常生活で一番身近に接する看護師はもちろん，医師・薬剤師や理学療法士などの専門職種との連携によって多くの視点からの情報や知識を得ることが有効となる．排尿の状況を観察する際には，第3章の事例展開で紹介する排泄記録票(p46)が有用である．治療やケアを行っても，改善が見込まれない排尿障害の場合には，精神活動や社会生活への悪影響を考慮し，高齢者本人のみならず家族や介護者を含めた対応により，社会からの孤立を防ぎ，生活の質(QOL)を下げない工夫を行う．

(4) 排便障害

便 秘

加齢とともに活動量が減り，腸蠕動運動は弱くなり，消化機能は低下する．さらに，既往歴や薬物療法の副作用など，排便機能に変化をもたらすリスクが増し，高齢者は便秘を起こすことが多い．便秘の原因は，腸に器質的変化のない機能低下による機能性便秘と，腸の疾患や障害による機械的な通過障害である器質性便秘に分類される．機能性便秘は常習性便秘ともよばれ，直腸性便秘，弛緩性便秘，痙攣性便秘に分けられる（表2-8）．

排便にかかわるアセスメントは，排便日誌（排便時間・排便回数・間隔・量・性状など），排便姿勢や排便環境，症状（腹痛や膨満感など），食事（摂取量と内容），水分摂取，運動などの生活習慣，環境の変化について，幅広く行う必要がある．便の硬さの程度を表現するには，ブリストル便スケール（図2-5）を用いると理解しやすい．情報収集やケアの際には，人に知られたくない，恥ずかしいなどの自尊感情を十分に配慮する姿勢でかかわることが必要である．

下 痢

消化機能の低下した高齢者は，便秘とともに消化吸収の過程で水分の吸収が不十分で，水分量の多い便が排出されることが多い．多量の水分の喪失は，高齢者にとって脱水症の重症化を招く危険性が高く，注意が

タイプ1	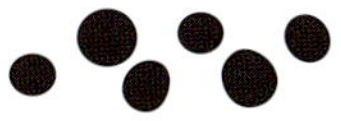 ● ●●● ●	コロコロ便	木の実のようなコロコロしたかたいかたまりの便．ウサギの糞のような便	便秘傾向
タイプ2	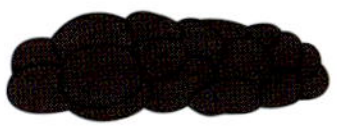	かたい便	短くかたまったかたい便	
タイプ3	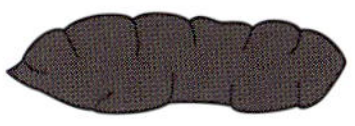	ややかたい便	水分が少なく表面にひび割れのある便	普通便
タイプ4	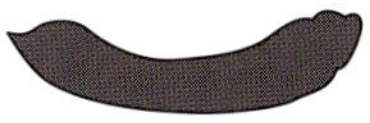	普通便	表面がなめらかでやわらかい，あるいはヘビのようなとぐろを巻く便	
タイプ5	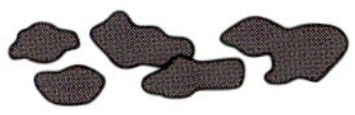	ややややわらかい便	水分が多く非常にやわらかい便．はっきりとした境界のあるやわらかい半固形の便	
タイプ6	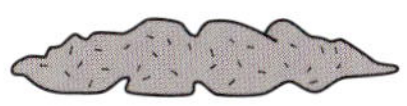	泥状便	形のない泥のような便．境界がほぐれてふわふわとやわらかい粥状の便	下痢傾向
タイプ7	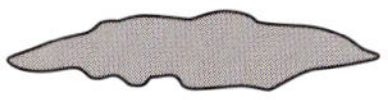	水様便	かたまりのない水のような便	

図2-5 ブリストル便スケール

必要である．原因には，水分や電解質の異常，食事，感染，薬物療法などがあり，それぞれに応じた対処を行うことが重要となる．下痢が起こる以前の食事や環境，感染に関する情報収集とアセスメントにより適切なケアを選択する．

＊便失禁＊

便失禁とは，排便をコントロールできない状態のことであり，原因によって4つに分類される．腹圧がかかることで漏れる腹圧性便失禁は，肛門括約筋が加齢により衰えたり，出産により損傷したりすることで起こり，女性に多い．切迫性便失禁は，急な便意に我慢できず漏れるもので，下痢を伴うことがある．溢流性便失禁は，便がつまって溢れ出す状態で，便秘が積み重なることで起こる．機能性便失禁は，排便動作や便意に対する判断がうまくいかずに漏れる．トイレの場所がわからない，トイレへ行けないなどの運動性・認知性障害があるために起こる．

＊排便障害への看護ケア＊

自然な排便を目指すには，排便姿勢やトイレ環境，排便習慣，食事状況，水分摂取，運動などへの対処・工夫が重要となる．できるだけ，羞恥心をもたない環境(個室)を準備し，重力の影響を考慮し座位に近い姿勢で排便することで排便は容易となる．排便日誌から，排便時間などの排泄リズムを確認し，トイレ習慣が定まらない場合は，生活のなかに定期的に排便する時間を設けることが効果的である．排便を促進するためには，適切な水分量の摂取を促し，食事(食物繊維・発酵食品・乳酸品などの食品)内容を工夫する．高齢者は薬物への感受性が変化しているため，薬剤の作用・副作用を十分に考慮し，下剤や座薬，浣腸を使用する．

便失禁は，尿失禁よりも高齢者本人や家族の苦痛・動揺が大きい．認知障害を伴わない場合は，おむつの使用を強制することなく，QOLを維持するケアを心がけたい．認知症があり，その進行が早い場合には，便失禁に関する周囲の人びとへの精神的援助を含めたケアが重要となる．

③ 清 潔

(1) 高齢者にとっての清潔の意義

　朝起きて寝衣を着替え，顔を洗ったり，食後に歯を磨いたり，髪を整えたりすることや，夜に入浴して1日の疲れを取るという清潔に関する行為は，身体の生理機能を維持して恒常性を保つことはもちろん，生活リズムをつくることや社会生活を行ううえでも重要である．身体の各部分を清潔にし，爽快感を得ることで，新陳代謝の促進や感染予防にもなり，日常生活を快適に滞りなく過ごすことができる．これらの行為は，子どもの頃にしつけられ，成人であれば他者に援助を受けることのないセルフケア行動として身についている．

　しかし高齢者は，加齢や疾病による身体の機能低下や，認知症などによる清潔に対する関心や意欲の減退で，清潔に関する行為をスムーズに行えなくなることが多い．清潔のケアを適切に行っていないと，皮膚に付着した細菌からの臭気が生じ，感染症(嚥下性肺炎，尿路感染，創傷からの感染など)の危険性が高まる．さらに，髪や服装など身だしなみなどに気をつけなくなると，他者との交流にも支障をきたすことがある．

(2) 清潔ケアにおける留意点

＊清潔の必要性と身体状態＊

　高齢者の皮膚は，皮脂腺の機能低下により，皮質量や発汗量が減少するとともに，角質層の水分も減少し乾燥気味(ドライスキン)になる．また，表皮の基底層にある乳頭層の弾性繊維が薄くなり，弾力性も低下する．皮膚の感覚受容体の萎縮により痛覚や温感が鈍くなる．これらの加齢変化で皮膚の役割である保護・体温調整・皮膚感覚・体液と電解質バランスの保持・代謝老廃物の排泄などの機能が低下する．このような皮膚の菲薄化や乾燥によって掻痒感が強くなり，少しの摩擦でも表皮剥離や皮下出血が起こりやすくなり，圧迫やずれによっても褥瘡などが生じる．麻痺している指間などには垢が蓄積し，臭気を発生することがある．これらの皮膚の変化は個人差が大きく，それまでの生活の仕方，職業や食事，清潔などの生活習慣によって異なる．

　男性の高齢者の耳介は大きくなり，硬い耳毛も生えていることが多い．このため，耳垢が蓄積していても見えにくく，それによって難聴が生じていることも少なくない．

　また，高齢者の爪は肥厚し，光沢がなくなり，縦のひび割れが起こりやすくなる．このため，無理に爪を切ろうとすると，爪が割れることがあるので，入浴後の爪が柔らかくなっているときに爪切りを行うとよい．また，普通の爪切りが使用できず，ニッパーややすりを使用する必要が生じることもある．

　高齢者の口腔内は歯牙欠損が多く，部分義歯，あるいは総義歯を使用していることが多い．このことは摂食嚥下機能に大きく影響し，さらに健康状態を左右する．唾液分泌も低下しているため，口腔内に食物残渣が残っていると不潔になりやすく細菌繁殖が起こり，嚥下性肺炎の原因にもなる．また，食物をしっかりと噛めなくなり，食べられる食品が限られ栄養状態が悪化する．残存歯があるときには，その数が少なくても，高齢者のQOLに影響するため，十分な口腔ケアで維持するようにしなければならない．

　高齢者の眼瞼はしわが深くなり，寝ている間に眼脂が付着し，眼が開きにくくなっていることもある．

　陰部は，自尊心や羞恥心によって他者にケアをされることを望まないことが多く，見過ごされやすいことが多い．しかし，陰唇や睾丸などしわが深く皮膚が重なっているところは尿漏れや失禁などで汚染されやすく，垢が溜まっていることもある．尿路感染の危険性も高いため，援助の必要性をアセスメントすることが重要である．

　身体各部の汚れの原因と清潔方法について，表2-9にまとめて示した．

＊清潔ケアに耐えうる身体状況(心肺機能)か＊

　高齢者は，複数の疾患をもっていることが多い．とくに身体可動耐性能力である心肺機能は，清潔動作を行ううえで重要である．入浴は，皮膚を保清するのみならず，末梢循環を促進させ新陳代謝を亢進し，爽快感をもたらす最も効果的な清潔方法であるが，心肺機

2. 生活機能別のアセスメントポイント

表2-9 身体各部の汚れの原因と清潔方法

	身体部位		汚れの原因	清潔の方法
粘膜	顔	耳 目 鼻 口腔	耳垢 目脂 鼻粘膜，ほこり 唾液，食物残渣	入浴，シャワー 清拭（全身・部分） 含嗽，ブラッシング
	胸部	乳頭	乳汁	
	陰部	尿道 腟 肛門	尿 経血，帯下 便	入浴，シャワー 清拭（全身・部分） 洗浄
皮膚・毛髪	頭部	頭皮 頭髪	落屑物 汗・皮脂	洗髪 （シャンプー，ドライシャンプー）
	顔面 躯幹 四肢	皮膚 汗腺 皮脂腺 爪	落屑物 汗・皮脂 爪垢	入浴，シャワー 清拭（全身・部分） 爪切り

坪井良子編（2005）：考える基礎看護技術Ⅱ　看護技術の実際．ヌーヴェルヒロカワ，p173．

能への負担は大きい．入浴による血圧の変動や，酸素消費量の増加，水分蒸発など心肺機能の影響を考慮しなければならない．

発熱や脱水症状などがある場合には，とくに心身への影響を考慮する必要がある．援助方法を選択する際には，必ずバイタルサインの測定を行い，その人の身体状況に合った入浴，シャワー浴，全身清拭か部分清拭，手足浴などの方法を選択することが大切である．また，疾患によって，清潔への援助方法が制限されることもある．

＊清潔ケアが行える身体能力か＊

疾患がなくても，関節の変形や拘縮など加齢に伴う高齢者の身体状況も，清潔動作を行ううえで考慮しなければならない重要な情報である．関節の変形，拘縮，麻痺などがある場合は，関節可動域の制限が起こることで，更衣の困難や，髪をとかしたり，ひげを剃ったりするなどの整容時に手が届かず，洗い残しや剃り残しが生じる．また，洗体や洗髪などの清潔動作を行うには，前屈姿勢や上肢を頭の上で動かすなど一定の姿勢とその保持が必要になるため，身体能力が低下すると，高齢者が自身の安全を守ることが困難になることが多い．自身で危険の予測と安全の確保ができるのかをアセスメントすることが重要である．

シャワー浴では満足できず，必ず最後には湯船につかりたいと希望する高齢者は多い．しかし，湯船から立ち上がるにはかなりの力が必要であり，転倒の危険性も高い．入浴の際には，シャワーの位置，手すり，椅子などの浴室環境，高齢者の身体能力，清潔に関する意識レベルもアセスメントして，転倒などの事故が起こらないような援助を行えるようにする．更衣は安定した姿勢が保たれる場所を確保して行うことが望ましい．それには，高齢者自身のセルフケア能力のアセスメントと，介護者の介助能力および介助量のアセスメントが重要である．

聴力や視力などの感覚機能も，セルフケア能力に影響するのみならず，介助者の指示に従えるかどうかにより危険の予防にも影響するため，アセスメントすることが大切である．とくに入浴時には補聴器や眼鏡などを外していることから，外した状態でどの程度聞こえているのか，見えているのかを把握しておくことが重要である．

＊清潔への意識，認知力＊

清潔に関する意識や行動は，高齢者がこれまでの生活のなかで培ってきた価値観や生き方を反映しているため，できるだけその人の思いを尊重して行うことが望ましい．毎食後に歯磨きする人もいるが1日1回の

人もいる．毎日入浴をしなければ気が済まない人や，3日に1回シャワー浴でよいという人もいる．夜の寝る前に入浴していた人は，午前中など昼間から入浴することに違和感を覚え，入浴を拒否することもあるため，その人の生活習慣をよく把握しておく必要がある．また，習慣化して日常何気なく行っている清潔に関する行動についても，加齢に伴って心身機能が低下することで，これまでと同じように行っているつもりでも，手が届かなかったり，力が入らなかったりすることで十分に行えないことがある．さらに，白内障などの視力低下できれいになっているかの確認が不十分なこともある．そのことに気づかず，汚れが残っていたり，清潔感を感じさせない状態になっていたりして，他者から指摘され，自尊心が傷つくこともある．

また，認知症の初期などは清潔に対する関心や意欲がなくなり，洗面や入浴，整容動作を行うことが面倒になったり，その手順がわからなくなったりする．歯ブラシや石けん，タオル，ブラシなどの清潔行動に使う物品の使い方や手順などの理解の程度も把握しておく必要がある．身だしなみが乱れていても，食べこぼしで汚れた衣類を着ていても，他者がどう見ているかを気にしなくなることもある．さらに，気温の感受性が低下し，季節の判断も難しくなり，何枚もの下着を着たり，夏に長袖のセーターを着込んでいたりする．また，入浴時に裸になることへの不安，脱いだ衣類を盗られるのではないかという不安，浴槽の中に入ることへの恐怖など，さまざまな思いがある．

★他者に依存することへの遠慮，気兼ね★

清潔に関するセルフケアは，幼少時から身についていて，その人の日常生活を支えているものであり，その人らしさを形づくっている．他者の援助を受けることなく，他者の目に触れることなく行ってきたことでもある．自分なりに行えていると思っているのに，不十分だと指摘されることや，他者にまかせることは，他者の価値観ややり方で行うことになるため，少なからず違和感が生じる．

また，普段なら他者の目に触れることのない部分のケアを依存することになるため，自尊心が損なわれることが多い．他者と一緒に入浴する習慣がなかった人は，大きな浴室に他の人と入ることに抵抗感があることもある．

このような高齢者の思いを理解して，できるだけその人のやり方や価値観を尊重して行うには，これまでどのように行ってきたのか，清潔に関する生活習慣や価値観を把握することが重要である．

(3) 清潔ケアにおけるリスク管理

高齢者へ清潔の援助を行うには，前述した高齢者自身のさまざまなアセスメント，援助を行う者や環境のアセスメントが重要である．高齢者の特徴から考えられる清潔の援助におけるリスクおよび援助のポイントについて表2-10に示した．

2. 生活機能別のアセスメントポイント

表2-10 清潔・整容援助におけるリスク管理

リスクの観点	高齢者の特徴や要因など	対応・ケア
呼吸・循環動態など全身状態の変化	・疾患の既往、呼吸・循環機能の低下 ・入浴による影響 ・浴室環境	・入浴施行前にバイタルサイン、病状の観察 ・ケア中（終始）の観察 ・ナースコールの場所の説明 ・浴室や脱衣室など環境の温度配慮 ・ケアにかかる時間の考慮（長くなり過ぎない）
外傷	・皮膚の菲薄化、乾燥 ・口腔粘膜上皮の萎縮 ・認知症高齢者などは、ケアを受ける状況の理解ができないため、ケアへの協力が得られない	・洗体および拭く際は力を入れ過ぎない ・皮膚の乾燥を助長させない（使用する石鹸、洗体用具の素材、入浴剤の検討など） ・口腔ケア時の使用物品の工夫 ・爪切り、耳掃除などケアを受ける高齢者の動きに注意する（動いた時に傷を負わせない） ・介助者2人で対応する（介助者1人で無理しない）
骨折（看護上）	・寝たきり高齢者、麻痺側の関節拘縮など	・拘縮した関節を他動的に動かす時の支持の仕方に注意する（動かす関節の近位を支持）
転倒	・浴室内の環境 ・下肢筋力低下、バランス機能低下 ・呼吸、循環機能低下	・身体、精神状態に応じた物品の使用と環境設定（椅子、滑り止め、手すりなど） ・ケア実施前の状態観察（睡眠状況、睡眠薬の使用、覚醒状況など） ・ケア中の高齢者の全身状態など変化の観察 ・介助者は、高齢者の体を支持する際には、自分の手の石鹸分を洗い流す
熱傷	・皮膚感覚機能の低下 ・麻痺による知覚障害 ・認知機能障害による蛇口・温度調節操作困難	・高齢者自身で湯の温度管理が困難な場合は、必ず介助者が確認する
溺れる	・寝たきり高齢者などは、湯の中に体が沈む際に浴槽につかまるなどの危険回避行動をとれない	・ケア中は高齢者から目を離さない ・介助中は傍らにつく
転落	・寝たきり、認知症高齢者などは、危険な状況の認知と回避のための行動ができない	・ストレッチャーの手すりのロックを使用する ・必要時はストレッチャーの安全ベルトを使う ・必ず介助者が傍らにつく

正木治恵編（2007）：老年看護実習ガイド．照林社，p84．

4 活動・休息

　活動は，生活するうえで目的をもち，一連の動作からなる具体的な生活行為である．活動には，食事，入浴，更衣，移動，排泄，整容など毎日の生活を送るために繰り返し行っている日常生活活動（activities of daily living; ADL），電話の使用，買い物，食事の支度，掃除，服薬管理，金銭管理などADLを応用した手段的日常生活活動（instrumental activities of daily living; IADL），趣味や友人との交流，社会活動など生活の質に関連する拡大日常生活活動（advanced activities of daily living; AADL）などが含まれる．

　高齢者の活動には，加齢による身体機能や認知機能の低下，これまでの生活歴や習慣など，さまざまな要因が関連している．ここでは，高齢者の活動の基本となっている心肺機能や運動機能，活動の基盤であるADLとIADL，さらに，活動に必要となる休息に関するアセスメントの視点について述べる．

（1）活動の状況

＊心肺機能や運動機能の状態＊

　食事，排泄，清潔，更衣，整容，移動など，すべての日常生活活動の基本となるのは心肺機能や運動機能である．

　心肺機能に影響する呼吸器系には，加齢に伴う肺の弾性収縮力や肺活量の低下による息切れ，血中酸素飽和度の減少によるチアノーゼや息苦しさなどの症状がみられる．また，循環器系では，心拍数や心筋収縮力の低下による胸部不快感という症状がみられることもある．これらの症状は，活動負荷によって自覚されたり，症状が増強したりする．一方，症状が自覚されない場合は見逃されやすいため，とくに注意する必要がある．運動機能に影響する筋骨格系は，関節可動域（range of motion; ROM），姿勢，移動などである．とくに，寝返り，立位保持，姿勢保持バランス，歩行など移動に関する機能は日常生活の活動範囲に影響し，生活の質を左右するものである（表2-11）．そのため，活動のアセスメントでは，心肺機能や運動機能

表2-11　加齢による運動機能の変化

- 関節の拘縮・退行変化によって関節可動域の制限がある
- 体力の低下に伴い疲労しやすく活動が縮小しやすい
- 持久力（スタミナ）の低下とともに予備力・回復力が低下する
- 平衡性（バランス）の低下によって重心動揺が増大する
- 握力が低下する
- 下肢筋力の低下によって踵の挙上が少なくなる
- 歩幅が減少し小刻みになる
- 歩行速度が減少する．つま先が上がらずつまずきやすくなる
- 視力や聴力など感覚器の変化により危険察知力が低下する

が正常に機能しているか，加齢による変化や疾患による影響はないかという視点をふまえる必要がある．

＊ADLやIADLの状態＊

　ADLやIADLの状態をアセスメントするとき，ひとりで移動できるのか，補助具や介助が必要なのかという活動の一場面だけを観察するのでなく，一連の活動を観察して，どの部分の動作を援助すれば自立度が高まるかを検討することが大切である．

　ADLやIADLを評価するスケールにはさまざまなものがある（表2-12）（事例p44）．ADLやIADLは健康状態によって変動するため，1回のみでアセスメントすることがないように，また，自分の価値観で判断することがないように留意する必要がある．

＊"できる活動"と"している活動"＊

　日常生活活動には，"できる活動"と"している活動"がある．"できる活動"とは能力のことで，一定の条件下で手を尽くせば実現できる状態であり，引き出すものである．一方，"している活動"とは実行状況のことで，日々の日常生活場面で実際に行っていることであり，見守りや援助によって実行している場合を含んでいる．この両者を区別して，日常生活活動を疾患との関連，加齢との関連からアセスメントすることが大切である．

　さらに，本人のできる残存機能に注目し，"できる

表2-12 ADLやIADLの評価スケール（一例）

ADL	・バーセルインデックス（Barthel Index） ・カッツインデックス（Katz Index）
IADL	・IADL尺度（Lawton & Brody） ・老研式活動能力指標
ADLとIADLの両者	・ADL-20 ・障害高齢者日常生活自立度（寝たきり度）判定基準 ・機能的自立度評価表（functional independence measure：FIM） ・N式老年用日常生活動作能力評価尺度（N-ADL） ・認知症高齢者日常生活自立度判定基準 ・ブルンストロームステージ（Brunnstrom stage）

活動"を"している活動"にするためには，どのように環境を整えたらよいか検討する必要がある．そのためには，できるのに"していない活動"，また"できる活動"を援助内容の過不足によって"させていない"か，"奪っていないか"を見極める．たとえば，骨折や麻痺によってできなくなったことに注目するのではなく，本人が生活スタイルを変更したり，新たな生活行動を獲得したりしていることはないか，あるいは，高齢者がもっている力，残っている力を引き出すにはどうしたらよいか，その可能性を考えることが，残存機能の維持向上を目指した看護アプローチにつながっていく．

＊活動に影響している要因＊

近年，高齢者の活動を低下させ，要介護状態につながる可能性が高いものとしてフレイル（frailty）やサルコペニア（sarcopenia）が注目されている．

フレイルとは，加齢とともに心身の活力（運動機能や認知機能など）が低下し，また複数の慢性疾患が併存する影響にもより，生活機能が障害され，心身の脆弱化が出現した状態である．身体的フレイル（体重減少，倦怠感，活動性低下，筋力低下，歩行速度低下），精神・心理的フレイル（うつ・認知症など），社会的フレイル（孤独・閉じこもりなど）と，多面的な要因でもたらされる．介入により，再び健常な状態に戻るという可逆性が包含されている．

サルコペニアとは，筋量と筋力の進行性か全身性の減少に特徴づけられる症候群で，身体機能障害，QOL低下，死のリスクを伴うものである．加齢のみを原因とする原発性サルコペニアと，活動（不活動，無重力など）・栄養（吸収不良，消化管疾患，エネルギー摂取不足など）・疾患（悪性腫瘍，炎症性疾患，臓器不全など）による2次性サルコペニアに分類されている．

その他，活動に影響する要因として表2-13のようなものがあげられる．活動のアセスメントは，これらの視点も含めて行う．

（2）活動低下が日常生活に及ぼす影響

高齢者の場合，活動の低下から廃用症候群をきたし，結果として寝たきりとなり要介護状態になる．そして，一度寝たきり状態になると従来の生活に戻ることが困難となる．さらに，活動の範囲が縮小し，自分自身のことができなくなると，生きがいや生きる目標を見失いかねない．

高齢者の活動（食事，排泄，清潔，更衣，整容，移動など）をアセスメントするときには，それぞれの活動の状態が日常生活にどのような影響を及ぼしているのかという視点が重要である．また，日々の活動そのものが，高齢者の心肺機能・運動機能を高め，日常生活に及ぼす影響への予防・改善になっていることを意識すると同時に，それらの活動性を高める看護介入の方法を検討することが重要である．ただし，低栄養状態で積極的な活動をすると，エネルギーは筋肉から得るようになり，筋肉量はかえって減少する．そのため，栄養状態の改善を確認しながら活動性を高めることが大切となる．

表2-13　活動に影響する要因

栄養状態については，第2章①「栄養・代謝」も参照

栄養状態	・主観的包括的評価（SGA） ・簡易栄養状態評価表（MNA®-SF）
認知機能の状態	・記憶力，見当識，実行機能など ・危険を察知して，注意を払って安全かつ適切な判断ができているか
感覚機能の状態	・五感の状態 ・眼鏡や補聴器などの使用の有無
薬剤による影響	・使用薬物の種類と副作用，活動および休息への影響の有無 ・睡眠薬の影響による持ち越し効果の有無
心理社会的影響	・本人がどのような生活を送りたいと思っているのか ・活動意欲 ・不安や焦燥，孤独感の有無 ・介護者を含めた他者とのかかわりや介助方法 ・生活歴や役割の変化 ・生活環境や生活環境の変化の有無

★廃用症候群（生活不活発病）★

廃用症候群とは，不活発な生活や安静によって全身のあらゆる器官・機能に生じる"心身機能の低下"をさす．

廃用症候群をきたす要因には，身体的要因（脳血管疾患，認知症，高齢による虚弱，関節疾患，転倒・骨折などの疾患や加齢に伴う機能低下），心理社会的要因（活動意欲の低下や役割喪失など），人的・物理的環境要因（過不足なケア，対人交流，生活環境，生活リズムの乱れなど）があり，相互に影響している．また，閉じこもりも要因のひとつである．

廃用症候群といっても，全身症状では心肺機能の低下，精神・神経症状ではうつ状態，局所症状では関節拘縮など，さまざまな症状がある．そのため，アセスメント時には廃用症候群のどの症状を指しているのかを明らかにすることが大切である（図2-6）．

運動器の障害によって要介護状態や要介護となるリスクのある状態をロコモティブシンドローム（locomotive syndrome，運動器症候群）といい，この状態になると日常生活活動に支障をきたしやすくなる．原因のひとつとしてサルコペニアがある．そのため，チェックリストを活用して現在の活動状況をスクリーニングすることで，予防的な介入が可能になる．

★転倒のリスクアセスメント★

転倒は，高齢者に多くみられ，骨折や廃用症候群を引き起こし，日常生活へ影響を及ぼす最大の要因である．また，転倒経験は，再び転倒するのではないかという不安や恐怖につながり，閉じこもり，活動性の低下を招きかねない．そのため，転倒の危険性をアセスメントして予測し，予防することが大切である．

病院や施設における転倒の危険性は，表2-14に示すシートを用いてアセスメントできる（事例p75）．本シートは，分類項目から本人の内的な危険要因を把握でき，該当した要因から危険を予測したケアに結びつけられる利点がある．さらに，外的要因である物理的環境（床，ベッド，履物，衣服など）の視点も含めてアセスメントする．

★褥瘡のリスクアセスメント★

廃用症候群にみられる症状のひとつに褥瘡がある．直接的な原因は圧迫と組織内に発生するずれであり，高齢者の皮膚はドライスキンで，摩擦やずれによって表皮が剥離しやすいという特徴がある．しかも，褥瘡は一度発症すると完治が難しく，治療に長い時間を要する．そのため，褥瘡発生の危険性をアセスメントして予測する必要がある．褥瘡のリスクアセスメントツールには，厚生労働省褥瘡危険因子の評価，過度の骨突出をふまえたOHスケールやK式スケール，ブレー

2. 生活機能別のアセスメントポイント

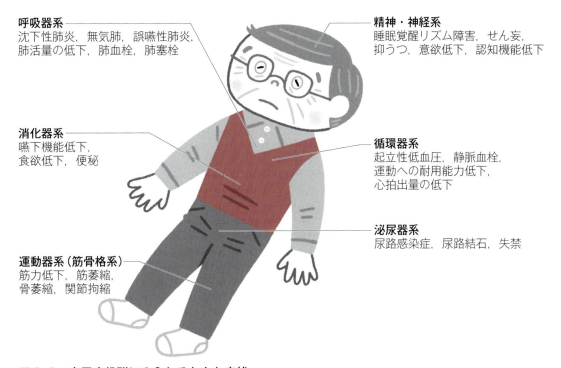

図2-6　廃用症候群にみられるおもな症状

デンスケールなどがある（事例p74）．ブレーデンスケールは，該当した評価項目（知覚の認知，湿潤，活動性，可動性，栄養状態，摩擦とずれ）に対してケアを実践していくことで褥瘡予防に結びつけられるツールである（表2-15）．さらに，褥瘡に関する危険因子として，"皮膚の脆弱性（スキン-テアの保有，既往）"がある．スキン-テアとは，摩擦・ずれによって皮膚が裂けて生じる真皮深層までの損傷（部分層損傷）のことをいう．スキン-テアのリスクアセスメント用紙を活用して，該当項目がある場合には，スキン-テアの発生と再発の予防に向けたケアを実施する．

褥瘡がみられる場合にはNPUAP褥瘡分類，褥瘡の状態の評価にはDESIGN-Rなどが用いられる．

最近では，寝かせきりによる弊害を予防するために車椅子生活を送る機会が増えている．一方，座らせきりになることで新たな褥瘡が出現する事例が増えている．確かに座位姿勢をとることで，バランスが良くなること，関節拘縮の予防，誤嚥性肺炎の予防，排便が促されること，視野が広がり外界からの刺激を受けやすいこと，他者との交流が促進されることなどの効用があげられる．しかし，長時間座位での生活を送れば

よいということではない．車椅子を利用している場合，体形に合っているか，使いやすいかなど，使用目的や場所に適合しているかも確認する必要がある．また，90°ルールを取り入れ，摩擦やずれ，体圧分散に留意した座位姿勢であるか，自分で姿勢を修正することは可能か，どのようにしたら安全・安楽な座位姿勢を保つことができるかをアセスメントし，新たな褥瘡の出現を予防する援助をすることが大切である．

その他，活動の制限につながる症状を表2-16に示す．

(3) 休息の状況

活動と休息の繰り返しのなかで生活リズムはつくられている．活動による心身の疲労感を回復させるためには，休息や睡眠をとることが必要である．

★生活リズム★

生活時間には，一次活動（睡眠，食事などの生理的に必要な活動），二次活動（家事や仕事などの社会生活上に必要な活動），三次活動（休養，趣味，交際，娯楽などの余暇活動）がある．高齢者の生活時間をみると，一次活動と三次活動が増加している．この生活

第2章 生活機能と高齢者の看護

表2-14 転倒・転落アセスメントシート（武蔵野赤十字病院安全委員会作成）

病棟（　　　　）患者名（　　　　　　　男・女　）病名（　　　　　　　　　）		
転倒・転落事故の状況	□ 1回目　月　日（　）　時　分	□ 2回目　月　日（　）　時　分
	□ 3回目　月　日（　）　時　分	□ 4回目　月　日（　）　時　分

分類	特徴	評価スコア	患者評価：入院時 /	2, 3日目 /	1週間後 /	/
年齢	□□□ 65歳以上，9歳以下	2				
既往歴	□□□ 転倒転落したことがある	2				
感覚	□□□ 平衡感覚障害がある	2				
	□□□ 視力障害がある □□□ 聴力障害がある	1				
運動機能障害	□□□ 足腰の弱り，筋力の低下がある	3				
	□□□ 麻痺がある □□□ しびれ感がある □□□ 骨，関節異常がある（拘縮，変形）	1				
活動領域	□□□ ふらつきがある	3				
	□□□ 車椅子・杖・歩行器を使用している	2				
	□□□ 自由に動ける	2				
	□□□ 移動に介助が必要である □□□ 寝たきりの状態であるが，手足は動かせる	1				
認知力	□□□ 認知症症状がある □□□ 不穏行動がある □□□ 判断力，理解力，記憶力の低下がある □□□ 見当識障害，意識混濁がある	4				
薬剤	□□□ 睡眠安定剤服用中	2				
	□□□ 鎮痛剤服用中 □□□ 麻薬服用中 □□□ 下剤服用中 □□□ 降圧利尿剤服用中	1				
排泄	□□□ 尿，便失禁がある □□□ 頻尿がある □□□ トイレまで距離がある □□□ 夜間トイレに行くことが多い	3				
	□□□ ポータブルトイレを使用している □□□ 車椅子トイレを使用している □□□ 膀胱内留置カテーテルを使用している □□□ 排泄には介助が必要である	1				
病状	□□□ 38℃以上の発熱中である □□□ 貧血症状がある	2				
	□□□ 手術後3日以内である	2				
	□□□ リハビリ開始時期，訓練中である □□□ 病状・ADLが急に回復・悪化している時期である	1				
患者特徴	□□□ ナースコールを押さないで行動しがちである □□□ ナースコールを認識できない・使えない	4				
	□□□ 行動が落ち着かない □□□ 何事も自分でやろうとする	3				
	□□□ 環境の変化（入院生活・転入）に慣れていない	1				

危険度Ⅰ：1～9点 ……… 転倒・転落する可能性がある
危険度Ⅱ：10～19点 …… 転倒・転落を起こしやすい
危険度Ⅲ：20点以上 …… 転倒・転落をよく起こす

合計				
危険度				
サイン欄				

2. 生活機能別のアセスメントポイント

表2-15 ブレーデンスケール
23点満点．病院では14点以下，在宅・施設では17点以下が危険とされる．

知覚の認知	1まったく知覚なし	2重度の障害あり	3軽度の障害あり	4障害なし
湿潤	1つねに湿っている	2たいてい湿っている	3時々湿っている	4めったに湿っていない
活動性	1臥床	2座位可能	3時々歩行可能	4歩行可能
可動性	1まったく体動なし	2非常に限られる	3やや限られる	4自由に体動する
栄養状態	1不良	2やや不良	3良好	4非常に良好
摩擦とずれ	1問題あり	2潜在的に問題あり	3問題なし	—

Braden B, Bergstrom M (1998), 真田弘美, 大岡みち子訳 (2009)：ブレーデンスケール．「褥瘡予防・管理ガイドライン」．日本褥瘡学会編，照林社，p167．

表2-16 活動制限につながる症状

廃用性萎縮	活動制限や不動により筋肉内の蛋白質が減少し萎縮が生じる．長期化すれば，筋短縮，筋力低下，骨萎縮が起こる．1週間の床上安静で10〜15%の筋力が低下する．
過用症候群	使いすぎや動きすぎといった過度の身体活動によって引き起こされる状態．高すぎる目標を設定し，"スパルタ的な"訓練を行うことで起こり，機能回復の妨げになる．
誤用症候群	誤った身体活動や道具の使用により生じる病的状態で，痛みや炎症を伴い，機能回復の妨げになる．たとえば，不良肢位による神経障害や，誤った方法による機能維持回復訓練，不適切な方法で補装具などを使用したことによる循環障害・神経障害など
老年症候群	高齢者の心身の機能低下と深く関連する症候で，転倒，失禁，低栄養，嚥下障害，生活機能低下，閉じこもり，睡眠障害，うつ，認知機能低下，口腔の不衛生状態，足のトラブルなどがある．

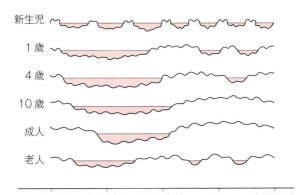

乳幼児期の「多相性睡眠型」が，成長に伴い昼夜1回の「単相型睡眠型」に移行するが，老人になるとふたたび多相性睡眠型にと退行することを示す．

図2-7 ヒトの睡眠リズムと年齢との関係
大熊輝雄 (1977)：睡眠の臨床．医学書院，p12．

時間をどのように過ごすかが，心身の健康とともに生活の質に影響する．

そこで，高齢者の主体的な生活を支えるためには，生活リズムをアセスメントし，その人にとっての活動と休息のバランスを検討する必要がある．

まず，1日24時間の過ごし方とともに，週や月単位の予定を把握する．生活のなかに日課や予定を取り入れることで生活リズムをつくりやすくなる．さらに，生活環境の変化があった場合，新しい生活場所の生活スケジュールに当てはめようとするのではなく，これまでの生活リズムの変更をできるかぎり最小にして生活を継続できるよう検討することが大切である．

ヒトの概日リズム（サーカディアンリズム）を1日24時間に同調させるのに大きく影響しているのは光である．催眠作用のある脳内物質メラトニンは光に同調し，光はメラトニン分泌を抑制して覚醒を促し，夜間は寝室の照度を落とすことでメラトニンが分泌され

表2-17 不眠に影響する要因

身体症状	・呼吸困難，頻尿，排尿困難などを伴う疾患 ・発熱，疼痛などの症状の有無 ・高齢者特有の搔痒感，手足の冷えなど
薬剤による影響	・使用薬剤の種類と副作用，活動および休息への影響の有無 ・睡眠薬の影響による持ち越し効果の有無
心理社会的影響	・不安や焦燥，孤独感の有無 ・役割の変化，喪失体験の有無，転居や入院入所などによる急激な生活環境の変化など

入眠を促す．したがって，1日の過ごし方をアセスメントするときには，毎朝日光を浴びられる環境にあるか，散歩などの外出をする機会があるかも把握する必要がある．日中，光を浴びる機会をつくることは，活動と休息の生活リズムを整える援助のひとつである．

＊休息と睡眠＊

休息とは，ストレスや緊張から解放され，心身がリラックスした状態をいう．高齢者は活動耐性が低下しているため疲れやすい．そのため，日中の生活のなかに休息を取り入れることは重要であり，休息は日中の活動性を高めることになる．

最大の休息は睡眠である．睡眠には，大脳の休息であるノンレム睡眠 (non-rapid eye movement; Non-REM) と，身体の疲労を回復させるレム睡眠 (rapid eye movement; REM) に大別される．

睡眠覚醒のパターンの変化には個人差があるが，一般に高齢者の場合，ノンレム睡眠が減少し，レム睡眠も減少する．さらに，午睡が増え多相性の睡眠パターンとなる (図2-7)．

また，次のような特徴がみられる．

・入眠困難：就床から入眠するまでに時間がかかる
・中途覚醒：入眠後，起床までの間に何回か覚醒し，その後寝つけない
・早朝覚醒：通常より早く覚醒しその後寝つけない
・熟眠障害：よく眠ったという感覚が得られない

食事摂取後や心身の緊張を緩和させるためのリラクゼーションは心地良い休息を誘い，日中の活動による適度な疲労は夜間の睡眠を誘うものである．しかし，高齢者の睡眠の特徴から，疲労感がその日の睡眠で回復せず翌日まで伴う場合がある．

休息と睡眠は日中の活動と関連していることから，アセスメントをする際には，休息や睡眠の時間や質だけでなく，生活習慣や日中の食事，排泄，清潔，更衣，整容，移動などの活動を含めた1日24時間の過ごし方をみていくことが大切になる．

(4) 不眠が日常生活に及ぼす影響

休息や睡眠への満足感は，主観的なものとして自覚される．本人の苦痛がなく日常生活への影響がみられない場合，大きな問題にはならない．しかし，眠りたいのに眠れないなど本人の満足感がない場合は，不眠として自覚される．眠ろうと懸命になると交感神経が活発化され，かえって入眠が阻害される．

夜間に眠っていない場面がみられたとき，眠っていないことに注目するのではなく，その要因・誘因とともに，それによって心身の苦痛や日常生活にどのような影響が現れているのかをアセスメントする．不眠に影響する要因には表2-17のようなものがある．

高齢者にとって，休息や睡眠が不十分であることによる1日の生活リズムの崩れは，日中の活動への意欲や集中力など精神活動へ影響を及ぼすとともに，注意力の低下によって事故につながる危険性が高くなる．さらに，不眠状態が続くと，日中傾眠傾向となり，見当識障害や夜間せん妄を引き起こすこともあるため，言動を注意深く観察する必要がある．

❺ 認知機能

認知機能は人間として欠くことができない重要な機能といえる．機能を担う中心的な部位は，大脳の前頭葉，側頭葉，後頭葉など広範囲にわたるが，前頭連合野が大きく関与しているといわれている．

前頭連合野ではさまざまな情報処理や判断が行われており，とくに自己決定や選択などその人らしさを司る活動が行われている．

ここでは，おもに認知症などによる認知機能の変化が生活に及ぼす影響をアセスメントすることを中心とする．また，認知機能に影響を及ぼす加齢や疾病による視覚，聴覚，味覚，触覚，嗅覚などの各感覚機能の変化もあわせてみていく．

高齢者の記憶や判断，意思決定には，長い人生で培ってきた価値観，生活習慣，役割などが大きく関連するため，それらの情報も重要となってくる．それらを総合的にアセスメントするなかで，高齢者がわかること，わからないこと，自尊心を保てること，不安に思うことなどを詳細に観察し，高齢者がもてる力を発揮して，その人らしい生活を送ることができるよう援助することが重要である．

これらのことから，認知機能のアセスメントは，ゴードンの機能的健康パターンにおける認知-知覚，自己概念-自己知覚，役割-関係，性-生殖，コーピング-ストレス耐性，価値-信念などのパターンがおもに該当する．しかし，認知機能は，これらのパターン以外にも，食事，排泄，活動など生活機能全般に影響を及ぼす機能であるため，あらゆるパターンを考える際に，認知機能の状態はつねに考慮する必要がある．

(1) 認知機能のアセスメント

★認知症の種類★

認知症の原因疾患にはさまざまなものがあるが，一番多いのがアルツハイマー型認知症，次いで脳血管性認知症，レビー小体型認知症，前頭側頭型認知症であり，これらで全体の8割以上を占め，アルツハイマー型認知症と脳血管性認知症などが合併している例もある．

アルツハイマー型認知症は，緩やかに発症し徐々に進行する特徴があり，記憶力や認知機能の低下に伴って，日常生活にも支障をきたすようになる．血管性認知症は，脳梗塞や脳出血など脳血管に異常が起こることで急激に脳細胞が障害され出現する．身体の麻痺や失語症を伴うことも多く，情動失禁などが起こる場合もある．

レビー小体型認知症は，パーキンソン病と原因を同じくするレビー小体が大脳全般にみられ，とくに後頭葉の血流低下を招き，初期より幻覚（とくに幻視）が現れる特徴がある．また，パーキンソン症状（筋固縮，動作緩慢，嚥下困難，自律神経症状など）が合併することも多く，転倒や誤嚥のリスクが高い．前頭側頭型認知症は，比較的若年での発症が多く，前頭葉・側頭葉の萎縮により，人格の変化，同じ行動を繰り返す常同行動，社会性の欠如などが症状として現れる．

このように，認知症の種類によってもその特徴やケアの方向性は異なるため，診断名や既往歴，特徴的な症状などを注意してみていく必要がある．

★認知症の中核症状とBPSD★

中核症状とは，記憶障害，見当識障害，認知障害（失語，失認，失行，遂行（実行）機能障害）など，認知症の症状のなかでも障害の中心となっているものである（表2-17）．

BPSDとは，認知症の行動と心理症状（behavioral and psychological symptoms of dementia）のことで，中核症状に体調の変化や環境変化，身体・心理的要因などが加わって，さまざまな行動障害や精神症状をきたすものである（表2-18）．これはすべての認知症の人に出現する症状ではなく，誘因がなければ出現しないこともある（図2-8）．よって，誘因となるものを身体的，心理的，環境の側面から分析し，BPSDの予防や早期に改善するための援助につなげる必要がある．

★認知機能の評価スケール★

認知機能を客観的に評価するためのさまざまなスケール（表2-19）があるが（事例p44，45），これらの結果が必ずしもその人の生活機能の状態を反映しているとは限らないため，注意が必要である．また，質問

第2章 生活機能と高齢者の看護

表2-17 認知症の中核症状

記憶障害	最初は新しいことを覚えられないことから始まり，進行に伴い過去の記憶も思い出せなくなる．
見当識障害	時間→場所→人物の順に障害されやすく，環境のなかで自分の置かれた状況を正しく位置づけられない．
遂行（実行）機能障害	目的に向かって計画的・効率的に活動を行うことができなくなる（作業に取りかかれない，段取りが悪くなる，衝動的に作業を始めたりやめたりするなど）．
失語	聞く，話す，読む，書くなどのことばの機能が障害される．
失行	手足の働きに問題がないが，更衣や箸使いなど日常の動作ができない．
失認	視力に問題はないのに，色，物の形，物の用途や名称がわからない．

表2-18 BPSDの例

心理症状	・不安，焦燥 ・幻覚（幻視，幻聴など）	・抑うつ，興奮 ・睡眠覚醒障害	・妄想 ・その他
行動症状	・徘徊 ・多動 ・不潔行為	・大声 ・異食，過食，拒食 ・作話	・乱暴，自傷行為 ・その他

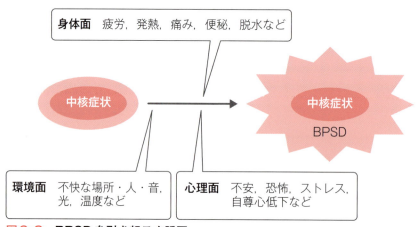

図2-8 BPSDを引き起こす誘因

表2-19 認知症を評価するスケール

質問式	対象者に一定の質問をして直接認知機能を評価するため，評価者による結果のばらつきは少ないが，重度認知症で言語的コミュニケーションがとれない場合には実施できない．
	［尺度の例］　・mini-mental state examination（MMSE） 　　　　　　・改訂長谷川式簡易知能評価スケール（Hasegawa dementia scale-revised；HDS-R）
観察式	日常生活の言動の観察や，身近な人からの情報をもとに認知機能を評価するものである．質問式の評価が困難な重度認知症や視力・聴力障害のある方などにも実施できるが，評価者によるばらつきが出やすい．
	［尺度の例］　・N式老年者用精神状態尺度（NMスケール） 　　　　　　・N式老年者用日常生活動作能力評価尺度（N-ADLスケール） 　　　　　　・clinical dementia rating（CDR）

式のスケールでは，簡単な質問に答えられないことで本人が傷つくこともあるため，実施にあたっては本人の心理面への影響を配慮する必要がある．

★"せん妄""うつ状態"の鑑別について★

認知症と間違いやすい状態として，"せん妄"と"うつ状態"がある．せん妄は，身体疾患や心理的ストレスなどにより一時的に記憶障害や見当識障害が起こった状態であり，体調が回復したり，ストレスが軽快したりすると，症状が消失する特徴がある．もともと認知症がある高齢者が入院・入所に伴ってせん妄を発症した場合は，認知症との区別が困難な場合も多い．そこで，せん妄を起こす以前の認知機能の状態を家族などから情報収集して，症状の変化を把握することも重要である．

うつ状態では，記憶力や判断力が低下し，本人は能力の低下を強く訴えることがあるが，基本的に知能の低下はみられない．うつの治療により症状は改善するが，認知症と間違われて適切な治療が行われないと，慢性化して廃用性変化を招く危険性がある．しかし，認知症の初期にうつ症状が現れる場合もあり，鑑別が難しいことも少なくない．

★感覚機能のアセスメント★

高齢者が何かをわからない場合，すぐに認知機能の低下のためだと決めつけてしまうことがあるが，実際には聴力の問題でよく聞こえていなかったということもある．そのため，感覚機能を確認することが重要である．

認知機能が低下した高齢者の感覚機能（視覚，聴覚，味覚，触覚など）の障害の有無を検査する場合は，感覚器の問題か，認知機能の問題かの見極めも必要となる．たとえば，視力の検査では，認知症高齢者は「わからない」と答えることがあるが，それが視力の問題で「わからない」のか，見えている物を認識できずに「わからない」と答えているのかの判断が必要となる．

(2) 認知症高齢者への援助

認知症高齢者がその人らしく，もてる力を発揮しながら安心して生活を送るための援助のポイントは次のとおりである．

・ありのままを受け止めて本人のペースに合わせたコ

表2-20　認知症高齢者とのコミュニケーションのポイント

・会話に集中できるよう静かな環境を整える
・ゆっくり本人の視界に入ってから話しかける
・笑顔で目を合わせ，体に触れるなどしながら話す
・ゆっくり落ち着いた声で話す
・わかりやすい言葉や馴染みのある言葉を使う
・1つの文章に2つ以上の意味を含めない
・事実と違う発言も否定せず，本人の世界を大切にする

ミュニケーション
・本人のもてる力を引き出し失敗が少ない環境づくり
・生活背景に着目し価値観や信念を尊重したかかわり
・馴染みの物や得意なことを取り入れて心地良さや自尊心を保つ支援
・安全で自由に過ごすことができる空間づくり
・日常の健康管理および体調変化の早期発見

これらを実践するためには，認知症高齢者の日々の詳細な観察と，現在の姿だけではなくこれまでの長い人生に関心を寄せ，本人の世界観に寄り添って援助する姿勢が重要である．

★コミュニケーション★

認知症高齢者には，脳血管性の場合は脳の障害部位によって，アルツハイマー型の場合は進行するにしたがって，言語機能に障害が起こる場合がある．言語によるコミュニケーションが徐々に困難となっていく場合が多いため，どのような表現ならば理解しやすいのか，本人が何を表現しようとしているのかを汲み取ることが重要である．

コミュニケーションのポイントは表2-20のとおりである．しかし，認知症の人だからといって特別な対応をするのではなく，尊敬の念をもって接し，その人らしさを知り，言語だけでなく非言語的表現にも注意を払い，やさしい穏やかな時間を共有することが大切である．

★もてる力を引き出す日常生活援助★

認知機能の低下は日常生活のあらゆる場面に影響を与える．そのため，各生活機能（食事，排泄，清潔，

表2-21　日常生活でわかること・わからないことを観察する視点（例：排泄の場面）

排泄に必要な行為	わかる	言語で説明されるとわかる	身振りや実物を見せるなどして説明されるとわかる	わからない
尿意・便意の知覚	○			
尿意・便意を感じてトイレに行く必要性	○			
トイレの場所			○	
衣服を下げること		○		
便器の使い方			○	
トイレットペーパーを使って陰部を拭くこと			○	
衣服を上げること		○		
汚物を水で流すこと				○
手を洗うこと		○		

活動など）において本人が"わかること""わからないこと"（表2-21），それはなぜかを詳細にアセスメントすることが重要である．

　前述のような認知機能の評価スケールだけでなく，日常生活の様子を観察するなかで認知機能を把握することもできる．

　記憶力については，次のようなことを観察する．
・食事や排泄などの行為を覚えているのか
・会話の内容は覚えているのか
・強く印象に残ったことは覚えているのか
・人生のなかでもどの時代の記憶が鮮明なのか
・日によって変動があるのか　など

　そのなかで，短期記憶は障害されているが長期記憶は保たれているため，若い頃の話は楽しそうにする，エピソード記憶は忘れてしまうが手続き記憶は保たれているため，作業の最初だけサポートすればあとはスムーズであるなど，本人の傾向を知ることができる．

　見当識障害については，次のようなことを観察する．
・季節の話から日時の感覚を知る
・排泄時の様子からトイレの場所の認識を知る
・面会時の様子から家族に対する反応をみる　など

　直接質問すれば傷つくこともあるため，さりげなく様子を観察しながら把握する必要がある．

　失行や失認については，次のようなことを観察する．
・食事をスムーズに食べられるか
・上手に衣服を着られるか
・排泄の動作に戸惑っていないか　など

　これらにつまずきがある場合，目印をつけたり，見えやすく拡げたりする工夫によって認識が可能な場合もある．

　さまざまな援助の工夫をしながら本人のわかること，わからないことを探っていくことで，無用な混乱を避け，本人のもてる力を発揮し，最小限の介助により自立にむけた看護につながるのである．

＊その人らしいあり方を知る＊

　認知症がある人は，さまざまなことを忘れてしまう，時間も場所もわからない，以前のようにいろいろなことをできないなど，何気ない日常のなかでもつねに"不安"に苛まれている．とくに入院や施設入所などにより家族や住み慣れた場所を離れて過ごすことになった認知症高齢者は，そこにいる理由もわからずに，見慣れない人，場所，物に囲まれて不安をいっそう強く感じている可能性がある．このような不安を的確に表現できずにBPSDなどの症状として現れている場合もある．

　そのようななかで，認知症高齢者がどうしたら安心

して心地良く過ごせるのかをアセスメントする必要がある．そこで，本人が楽しいとき，不快なときにどのような表現をするのかをとらえる必要がある．そして，その人の望みや生活背景を知り，援助の方向性を検討していく必要がある．

認知症高齢者へのケアの重要な視点として"馴染みの暮らしを継続する"というものがある．認知症高齢者は，新しい記憶はなくなってしまっても，昔馴染みのことならば覚えていたり，スムーズにできたりすることも多い．そこで，本人がどのようなことをより身近に感じ，自信をもって行えるのかを探ることが重要である．そのためには，これまでのその人の人生，生き方そのものへの関心をもち，耳を傾けていく必要がある．

その人らしさを知るためのきっかけとなる項目は次のとおりである．
- これまでの人生背景
- 生活習慣
- 過去の職業や社会的役割
- 宗教活動などの有無
- 長い人生における価値観
- 誇りにしていることは何か
- 得意なことやできそうなことは何か
- どのようなことで楽しそうにしているのか
- どのようなことで不快そうにしているのか（BPSDの出現も含む）
- 今後の望みは何か　など

これらの情報は，認知症高齢者本人から得ることが難しい場合もある．そのときには，家族など本人の昔をよく知る人から情報を得るとよい．また，日々の観察により，本人の何気ない仕草や反応から快・不快や価値観を読み取る努力も大切である．

★社会参加や他者との関係性を知る★

認知症高齢者を介護する家族についても知る必要がある．その際には，実際の家族構成や関係性などを把握することも重要であるが，認知症高齢者が認識している家族の姿も把握する必要もある．その姿は現実と違う場合もあるが，本人の思いを大切にしつつ，家族の心情にも配慮して関係を調整していく必要がある．また，家族の健康状態や介護に対する思いなども把握し，過度な負担がないか，社会資源の調整の必要性はないかも確認していく．

家族関係だけではなく，近隣や友人との関係，利用者同士の関係，援助者との関係なども把握し，認知症高齢者がつねに他者との交流をもちやすく社会参加できるような環境が整っているかという視点をもってみていくことも重要である．

★安全と健康を守る★

認知症高齢者では，食事，排泄，清潔，運動，休息などをバランス良く整えることが難しく，日々の健康状態の確認や予防的な援助が必要である．たとえば，排泄行動が自立している認知症高齢者が定期的に排便しているかどうかを確認したい場合，本人の自己申告だけでは正確な排便回数がわからないことも多い．そのため，腹部症状の確認や排泄場面の観察などの客観的な情報収集も必要となる．

認知症高齢者は，自身の体調の異変を認知して的確に伝えられない可能性がある．そのため，生理的症状（発汗，顔面紅潮・蒼白，口腔内乾燥，心悸亢進，不眠など）の変化を観察することが重要である．また，典型的な症状として現れずに，活気がない，いつもより認知機能が低下しているなどの微妙な変化や，不快な症状が原因でBPSDとして現れている場合もある．よって，「いつもと何かが違う」という気づきが重要であり，認知症高齢者の日々の些細な変化にも注意を払って健康管理を行っていく必要がある．

その他，認知症高齢者は危険を予測する力が低下するため，転倒や誤飲などの事故が起こる危険も高くなる．本人が安全かつ自由に生活できるような環境づくりと見守りが大切である．

第3章

看護過程の実際 ──事例展開

1. 事例紹介（Eさんのフェイスシート）
2. 生活機能別の展開
   栄養・代謝についてのアセスメント
   排泄についてのアセスメント
   清潔についてのアセスメント
   活動・休息についてのアセスメント
   認知機能についてのアセスメント
3. 統合関連図
4. 優先順位の決定
5. 看護計画

1. 事例紹介（Eさんのフェイスシート）

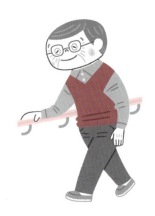

Eさんの紹介

　Eさんは83歳の男性である．2年前に右中大脳動脈梗塞を発症して，左上下肢麻痺後遺症のため車椅子生活となったが，妻の介護を受けて自宅で二人暮らしをしていた．しかし，1カ月前に発熱，食欲の低下，ADLの低下があり近医を受診したところ，誤嚥性肺炎と診断され治療目的で入院した．肺炎は治癒したが，自力で立位をとることができなくなり，認知機能の低下もみられたため，3日前に介護老人保健施設に入所した．

　入所後，Eさんは日中はデイルームで穏やかに過ごしているが，夕方になると「そろそろ帰らないと」と言って落ち着かなくなる様子がある．

★Eさんの1日のスケジュール★

時刻	内容
0：00	睡眠中
1：00	睡眠中
2：00	おむつ交換（床上）
3：00	睡眠中
4：00	睡眠中
5：00	起床→トイレ誘導
6：00	洗顔，口腔ケア（義歯を入れる），更衣（寝巻き→洋服）→デイルームへ
7：00	デイルームで過ごす
8：00	朝食（食堂）
9：00	トイレ誘導，口腔ケア→デイルームで過ごす
10：00	お茶タイム（デイルーム）
11：00	機能訓練（週2回：水・金，PTとST30分間ずつ）
12：00	トイレ誘導，昼食（食堂）
13：00	口腔ケア→午睡（40分間）
14：00	1時間のレクリエーション（週2回：火・木）入浴（週2回：水・土）
15：00	トイレ誘導，おやつ＆お茶タイム（デイルーム）
16：00	デイルームで過ごす
17：00	デイルームで過ごす
18：00	トイレ誘導，夕食（食堂）
19：00	デイルームで過ごす
20：00	洗顔，口腔ケア（義歯を外す），更衣（洋服→寝巻き）
21：00	トイレ誘導，就寝（施設の消灯）
22：00	睡眠中
23：00	睡眠中

★身長・体重★
・身長：155cm，体重：48kg（3カ月前53kg）

★既往歴★
・20年前：高血圧
・4年前：アルツハイマー型認知症
・2年前：右中大脳動脈梗塞（左上下肢麻痺）
・1カ月前：誤嚥性肺炎（現在治癒）

★内服薬★
・アムロジピン錠5mg（1日1回朝）
・シロスタゾール錠100mg（1日2回朝夕）
・フルニトラゼパム錠1錠（1日1回就寝前）
・酸化マグネシウム細粒83％（1日1回就寝前）
・ピコスルファートナトリウム内用液0.75％（3日間排便がない場合に1日1回10滴）

★家族構成★
・妻（78歳）は高血圧と腰痛があるが，健康状態は良好である．Eさんが以前のように自力で立位をとれるようになったら，自宅で一緒に暮らしたいと考えている
・2人の息子（53歳と50歳）がいるが，2人とも離れて暮らしており年に2回程度帰省する

★生活歴★
・Eさんは，中学を卒業してから60歳までずっと造園業に携わってきた．28歳の時に現在の妻とお見合いで結婚した．仕事熱心で厳しい面もあったが，家族にはやさしい父親だった

1. 事例紹介（Eさんのフェイスシート）

- 飲酒歴：1日2合（4年前まで）
- 喫煙歴：1日5本（20年前まで）

✻バイタルサイン✻

施設入所後3日間の状態は次のとおりである．
- 血圧：140～154/90～98 mmHg
- 体温：36.4～36.8℃
- 脈拍：68～74回/分，整脈
- 呼吸：18～20回/分，SpO_2：94～96%

✻食事の状態✻

- 施設食：1,400 kcal/日（高血圧食，塩分6g）
- 食事の形態：全粥，キザミ食＋トロミあんかけ，水分・汁物にはトロミをつけている
- 食べはじめは順調だが，4分の1くらい食べた頃からだんだん"むせ"が増える様子である
- 入所後の平均食事摂取量は1/2程度である

✻排泄の状況✻

- 排尿回数：1日6～8回，排便回数：2日に1回程度
- 排泄方法：オムツ＋尿とりパッド使用，日中はトイレ誘導，夜間は床上おむつ交換
- p46は，入所2日目のEさんの排泄記録票である

✻身体可動性✻

- 要介護度3（半年前：要介護度2）
- 左上下肢の麻痺（上下肢ともMMT2）がある．左肩関節と左肘関節の屈曲伸展が不十分，手指関節の全指伸展が不十分，左下肢は介助で膝立て可能な状態である
- 右利きであるが，右上肢の筋力低下がある（MMT3）
- 移動には車椅子を使用している
- 手すりにつかまった状態で30秒程度立位保持可能である
- 寝返り，起き上がり，立ち上がりには介助が必要である
- 機能訓練：理学療法士（PT）1日1回30分間，言語聴覚士（ST）1日1回30分間

✻血液・尿生化学検査結果（入所時）✻

検査項目	基準値	検査値
WBC	4,000～8,000	5,520/μL
RBC	427～570	429万/μL
Hb	13.5～17.6	13.8 g/dL
Ht	39.8～51.8	41.6%
TP	6.5～8.0	6.1 g/dL ↓
Alb	3.8～5.2	3.2 g/dL ↓
TC	130～220	216 mg/dL
HDL-C	40～65	76 mg/dL
LDL-C	60～140	145 mg/dL
TG	50～150	54 mg/dL
BUN	9～21	13.2 mg/dL
Cr	0.2～0.9	0.7 mg/dL
AST（GOT）	11～33	20 IU/L
ALT（GPT）	6～43	12 IU/L
γ-GTP	10～5	35 IU/L
FBS	70～110	98
HbA1c（NGSP）（%）	4.6～6.2	5.8%

［基準値参考］　高久史麿監修（2017）：臨床検査データブック2017-2018．医学書院．

✻機能的自立度評価法（FIM）✻

セルフケア	食事：4 整容：2 清拭：2 更衣（上半身）：3 更衣（下半身）：2 トイレ動作：3
排泄コントロール	排尿コントロール：4 排便コントロール：6
移乗	ベッド・椅子・車椅子：3 トイレ：4 浴槽・シャワー：2
移動	歩行・車椅子：0 階段：1
コミュニケーション	理解：1 表出：3
社会的認識	社会的交流：3 問題解決：1 記憶：1
合計	45

第3章 看護過程の実際 ──事例展開

★改訂長谷川式知能評価スケール（HDS-R）★

	質問		点数	Eさんの様子
1	お歳はいくつですか？（2年までの誤差は正解）		0 ①	えっと… 81歳… でないか？
2	今日は何年の何月何日ですか？ 何曜日ですか？（年，月，日，曜日が正解で，それぞれ1点ずつ）	年 月 日 曜日	⓪ 1 ⓪ 1 ⓪ 1 ⓪ 1	いやあ… 何月だべな…？ いま，夏かい？（実際は5月）
3	私たちがいまいるところはどこですか？（自発的にできれば2点．5秒おいて，家ですか？ 病院ですか？ 施設ですか？のなかから正しい選択をすれば1点）		⓪ 1 2	家ではないな… 学校だべさね．みんなここで働いてるんだ．俺もさっき来たんだわ．
4	これから言う3つの言葉を言ってみてください．あとでまた聞きますので，よく覚えておいてください． （以下の系列のいずれか1つ，採用した系列に○印をつけておく） ①：a）桜 b）猫 c）電車　2：a）梅 b）犬 c）自転車		0 ① 0 ① 0 ①	桜，猫，電車だべ？ （すぐに復唱できた）
5	100から7を順番に引いてください． （「100引く7は？ それからまた7を引くと？」と質問する．最初の答えが不正解の場合は打ち切る）	93 86	⓪ 1 ⓪ 1	いやあ，わかんないな，勘定しないからな．昔から駄目なんだ．
6	私がこれから言う数字を逆から言ってください． （6-8-2，3-5-2-9を逆に言ってもらう．3桁逆唱に失敗したら打ち切る．）	2-8-6 9-2-5-3	⓪ 1 ⓪ 1	8… 6… いやなんだったかな？ わかんないわ．
7	先ほど覚えてもらった言葉をもう一度言ってみてください． （自発的に回答があれば各2点．もし回答がない場合，以下のヒントを与え，正解であれば1点） a）植物　b）動物　c）乗り物		⓪ 1 2 ⓪ 1 2 ⓪ 1 2	あ？ 何？ 忘れた． わかんない．
8	これから5つの品物を見せます．それを隠しますので何があったか言ってください． （時計，鍵，タバコ，ペン，硬貨など，必ず相互に無関係なもの）		0 1 ② 3 4 5	タバコあったべさ… お金と… あとは… 何あった？
9	知っている野菜の名前をできるだけ多く言ってください． （答えた野菜の名前を右欄に記入する．途中で詰まり，約10秒間待っても出ない場合にはそこで打ち切る） 0〜5=0点，6=1点，7=2点，8=3点，9=4点，10=5点		0 1 2 3 ④ 5	ダイコン，ニンジン，きゅうり… ダイコン… なすび，ニンジン… あと何だべな… ネギ！ ハクサイ！… シュンギク！…（10秒経過）… 黙り込む，遠くを見つめる．
		合計点	10点	

★N式老年者用日常生活動作能力評価尺度（N-ADL）★

	0点	1点	3点	5点	7点	9点	10点
歩行・起座	寝たきり（座位可能）	寝たきり（座位可能）	寝たり，起きたり，手押し車等の支えが要る．	伝い歩き 階段昇降不能	杖歩行 階段昇降困難	短時間の独歩可能	正常
生活圏	寝床上（寝たきり）	寝床周辺	室内	屋内	屋外	近隣	正常
着脱衣・入浴	全面介助 特殊浴槽入浴	ほぼ全面介助（指示に多少従える） 全面介助入浴	着衣困難，脱衣も部分介助を要する．入浴も部分介助を多くする．	脱衣可能．着衣は部分介助を要する．自分で部分的に洗える．	遅くて，時に不正確．頭髪，足等洗えない．	ほぼ自立，やや遅い．体は洗えるが，洗髪に介助を要する．	正常
摂食	経口摂食不能	経口全面介助	介助を多く要する（途中でやめる．全部細かく刻む必要あり）．	部分介助を要する（食べにくい物を刻む必要あり）．	配膳を整えてもらうと，ほぼ自立	ほぼ自立	正常
排泄	常時，大小便失禁（尿意，便意がほぼ認められない）	常時大小便失禁（尿意・便意があり，失禁等不快感をしめす）	失禁することが多い（尿意・便意を伝えること可能，常時おむつ）	時々失禁する（気を配って介助すれば，ほとんど失禁しない）．	ポータブルトイレ・尿瓶使用，後始末不十分	トイレで可能．後始末は不十分なことがある．	正常

10点	正常	自立して日常生活が営める
9点	境界	自立して日常生活を営むことが困難になり始めた初期状態
7点	軽度	日常生活に軽度の介助または観察を必要とする
5点・3点	中等度	日常生活に部分介助を要する
1点・0点	重度	全面介助を要する（0点は活動性や反応性がまったく失われた最重度の状態）

1. 事例紹介（Eさんのフェイスシート）

★N式老年者用精神状態尺度（NMスケール）★

	家事，身辺整理	関心，意欲，交流	会話	記銘，記憶	見当識
0点	不能	無関心 まったく何もしない	呼びかけに無反応	不能	まったくなし
1点	・ほとんど不能 ・おやつやちり紙など手の届く範囲の物は取れる	・周囲に多少関心あり ・ぼんやりと無為に過ごすことが多い	・呼びかけに一応反応するが，自ら話すことはない ・おうむ返しに言葉が言える	・新しいことはまったく覚えられない ・古い記憶が稀にある ・名前が言える	・ほとんどなし ・人物の弁別困難 ・男女の区別はできる
3点	・ごく簡単な家事，整理も不完全 ・おしぼりを渡せば顔を拭くことができる ・手の届く範囲にあればお茶が飲める	・自らはほとんど何もしないが，指示されれば簡単なことはしようとする ・手渡せば雑誌のグラビア等を見る ・ついていればテレビをなんとなく見る	・ごく簡単な会話のみ可能である．つじつまの合わないことが多い ・ありがとう，ごちそうさま，おはようなどが言える	・最近の記憶はほとんどない．古い記憶が多少残存 ・生年月日は不確か ・出生地を覚えている ・生まれ年の干支が言える	・失見当識著明 ・家族と他人との区別は一応できるが，誰かはわからない ・自分の年齢をかけ離れた歳で答える
5点	・簡単な買い物も不確か，ごく簡単な家事，整理のみ可能 ・声かけすればベッド周辺の整理ができる ・付き添えば買い物ができる	・習慣的なことはある程度自らする．気が向けば人に話しかける ・話しかけられれば話がはずむ ・声かけにより行事に参加する ・テレビに興味をもって見る	・簡単な会話は可能であるが，つじつまが合わないことがある	・最近の出来事の記憶困難 ・古い記憶の部分的欠落 ・生年月日正答	・失見当識がかなりある（日時，年齢，場所など不確か，道に迷う） ・看護師，医師，寮母，指導員等の見分けができる
7点	・簡単な買い物可能，留守番，複雑な家事，整理は困難 ・食器が洗える．洗面用具の後片付けができる ・エレベーターにひとりで乗れる．その操作ができる	・運動，家事，仕事，趣味など気が向けばする．必要なことは話しかける ・気が向けば行事に参加する ・テレビ，ラジオの番組や本を選択する	・話し方はなめらかではないが，簡単な会話は通じる ・相手の話が理解できる ・聴力，言語障害があっても手話・筆談で通じる	・最近の出来事をよく忘れる ・古い記憶はほぼ正常 ・物をしまい忘れて騒ぐ ・服薬の自己管理が難しい	・ときどき場所を間違えることがある ・目的の場所へ行こうとするが時に迷う
9点	・やや不確実だが，買い物，留守番，家事などを一応まかせられる ・部屋の掃除，自分の衣類の整理ができる ・どうにか洗濯機が使える	・やや積極性の低下がみられるが，ほぼ正常 ・周囲の人と雑談ができる ・家族や同室者の行動を知っている ・趣味をもっている	・日常会話はほぼ正常 ・複雑な会話がやや困難	・最近の出来事をときどき忘れる ・ひとりで受診できるが，時に診察日を忘れる ・服薬の自己管理ができるが，時に忘れる	・ときどき日時を間違えることがある
10点	・正常 ・買い物・娯楽・外出等ができる ・現金の管理ができる	・正常 ・部屋やベッド周辺を飾り，家族や同室者と楽しむ ・家族や他人の面倒をみる	・正常	・正常	・正常
評価	3点	3点	7点	5点	5点
合計	23点				

正 常	50〜48点
境 界	47〜43点
軽 度	42〜31点
中等度	**30〜17点**
重 度	16〜 0点

排泄記録票

時間	活動	飲水量(食事外)	尿量	尿失禁の状況	尿意の有無	トイレ誘導	排便
5	起床	150	150	失禁(−)	尿意(+)	トイレ誘導	
6							
7			70	失禁(−)	便意(+)	本人の訴え	排便(+)
8	朝食	100					
9				失禁(−)	尿意(−)	入浴前誘導拒否	
10	入浴	150					
11							
12	昼食	100	200	失禁(−)	尿意(−)	トイレ誘導	
13							
14							
15	おやつ	150	120	失禁(−)	尿意(−)	トイレ誘導	
16							
17							
18	夕食	200	150	失禁(−)	尿意(+)	本人の訴え	
19							
20							
21	就寝	100	0	失禁(−)	尿意(−)	拒否	
22			200	失禁(+)	尿意(+)	本人の訴えあり	
23							
0							
1							
2			250	失禁(+)	入眠中	定時おむつ交換	
3							
4							
total(mL)		950	1,140				
回数		7	7	失禁2回			1回

(+)=あり,(−)=なし

2. 生活機能別の展開

　Eさんの全体像をとらえるために，本節ではまず生活機能別に，①栄養・代謝，②排泄，③清潔，④活動・休息，⑤認知機能についての看護過程を展開する．ただし，1つひとつの生活機能を別々に切り離してEさんをみることがないように注意しなければならない（第3節では，生活機能別のアセスメント結果を統合し，第4節において，Eさんにとって何が大切であるかを考慮しながら，優先順位を決定する）．

栄養・代謝についてのアセスメント

栄養・代謝のアセスメント項目と必要な視点

アセスメント項目	アセスメントに必要な視点
1. 栄養の状態	1) 主観的包括的評価（SGA） 　・体重の変化（現在の体重，健常時の体重，体重増減の有無） 　・食事摂取量の変化（変化の時期，食事内容） 　・消化器症状（嘔気，嘔吐，下痢） 　・活動の状況（ADL状況など） 　・問診による身体状況（基礎疾患，発熱，ストレスなど） 2) 客観的栄養評価（ODA） 　・BMI 　・体重減少の割合（%体重変化，%健常時体重，%適正体重） 　・身体計測（上腕三頭筋皮下脂肪厚，上腕周囲長など） 　・血液・尿生化学検査（血清総蛋白，アルブミン，末梢血中総リンパ球など） 3) 必要栄養量の算出と現状の比較 　・エネルギー必要量の算出と現在の摂取量 　・必要水分量の算出と現在の摂取量（in-outバランス） 　・必要蛋白量と現在の摂取量
2. 嚥下機能の状態	摂食・嚥下の5期のアセスメント（原因と援助の方向性も含めて分析する） 1) 先行期 　・意識レベル 　・認知機能 　・感覚機能 　・食欲・嗜好 　・摂食動作（ADL） 　・食事の環境 2) 準備期 　・口唇の開閉 　・舌の運動

第3章 看護過程の実際 ──事例展開

	・下顎の運動 ・咀嚼力 ・唾液の分泌 ・歯牙の状態 3) **口腔期** ・舌の運動（とくに，舌が口蓋に押し付けられるかが重要） ・頬の感覚や運動 ・口腔内残渣の量・位置 4) **咽頭期** ・咳込みやむせ ・声の変化 ・咽頭残留感 ・不顕性誤嚥のサイン ・食事形態・種類による違い ・適切な嚥下姿勢の保持 ・疲労の状態 5) **食道期** ・胸のつかえ感 ・胃液の逆流 ・食後の咳込み ・食後の姿勢
3. 誤嚥性肺炎の予防	1) 誤嚥性肺炎の症状の観察 （高齢者の場合，典型的な症状が出現しないこともある） ・発熱 ・湿性咳嗽 ・喀痰 ・呼吸苦，喘鳴 ・全身倦怠感，傾眠，せん妄など 2) 口腔ケア ・口腔ケアの方法 ・食物残渣の量，位置

栄養・代謝のアセスメント展開

アセスメントの項目とEさんの情報	Eさんのアセスメント
1. 栄養の状態	

1) 主観的包括的評価（SGA）

> **❗ワンポイント・アドバイス**
>
> 栄養状態のアセスメントにおいては，まずSGAで栄養上の問題の有無を確認し，問題があればODAにて詳細な評価を実施する．その際，現在の値だけではなく，過去との変化の有無も重要なポイントとなる．高齢者本人からの情報収集が困難な場合は家族などにも確認が必要である．

2. 生活機能別の展開

アセスメントの項目とEさんの情報	Eさんのアセスメント
(1) 体重の変化（現在の体重, 健常時の体重, 体重増減の有無） ・身長：155cm ・体重：48kg（現在） ・3カ月前の体重：53kg	→体重は3カ月前に比べて5kg減少しているため, 体重の変化率を詳細にアセスメントする必要がある（ODAにて分析）.
(2) 食事摂取量の変化（変化の時期, 食事内容） ・施設食：1,400kcal/日（高血圧食, 塩分6g） ・食事の形態：全粥, キザミ食＋トロミあんかけ, 水分・汁物にはトロミをつけている. ・食べはじめは順調だが, 4分の1くらい食べた頃から"むせ"が増え, 約50分たった頃に「疲れた」と言って, 半分ほど残して食べるのをやめる. ・3カ月前までは30分ほどで全量摂取していた.	→3カ月前は全量摂取できていたが, 現在は半分量に減少している. →食事摂取量が回復しなければ, 今後も体重が減少し, やせの範囲に入り, 低栄養状態を引き起こす可能性もある.
(3) 消化器症状（嘔気, 嘔吐, 下痢） ・排便回数：2日に1回程度 ・酸化マグネシウム細粒83%（1日1回就寝前） ・ピコスルファートナトリウム内用液0.75%（3日間排便がない場合に1日1回10滴） ・嘔気, 嘔吐の情報はない.	→下剤により排便コントロールされているが, 食欲に影響するような便秘・下痢はないといえる. 嘔気・嘔吐の情報はないため, 今後継続して確認する必要がある.
(4) 活動の状況（ADL状況など） ・2年前に右中大脳動脈梗塞を発症しており, 後遺症として左上下肢の麻痺がある. ・右上肢の筋力低下がある. Eさんは右利きである. ・食事をセットアップすれば, 右手でスプーンを持ち, ゆっくりだが自力で摂取できる. ・食事中の姿勢は左側に傾いていることがある. ・食べはじめは順調だが, 約50分たった頃に「疲れた」と言って, 半分ほど残して食べるのをやめる. ・機能訓練は週2回, PTとSTで30分ずつ, 計1時間実施されている. ・移動には車椅子を使用しているが, 自力駆動をする機会は少ない. ・睡眠時間：夜間8時間, 午睡40分間	→摂食動作は自立しているが, 時間がかかっていることから, 嚥下や食事動作に困難があると考えられる. →体幹が麻痺側に傾き, 食事の途中で「疲れた」と訴えているため, 自力での姿勢保持が困難であると考えられる. 疲労増強時には, 誤嚥に注意しながら食事介助するなど, 臨機応変に対応することも必要である. →自宅での食事時の情報が不足している. Eさんが食べやすい環境をつくるための参考になるため, どのように食事をしていたかについて情報を得る必要がある. →1日計1時間の機能訓練を実施しているが, その他に主体的な活動が少ない可能性がある. また, 休息時間は確保されているが, 睡眠の質についても情報収集が必要である. 活動・休息のバランスが食欲の低下に関連していないか, 情報収集する必要がある.
(5) 問診による身体状況（基礎疾患, 発熱, ストレスなど） ・1カ月前に発熱, 食欲低下, ADLの低下があり, 近医を受診し, 誤嚥性肺炎と診断された. 治療目的で入院し, 現在は治癒している.	→誤嚥性肺炎の既往があるため, 1カ月以上前から嚥下機能が低下していたものと考えられる. 自宅での食事の様子を妻から情報収集する必要がある.

↑ Eさんの強みと援助の方向性

主観的包括的評価（SGA）により栄養状態が低下している可能性が高いと判断されるため, 客観的栄養評価（ODA）による詳細栄養状態の評価が必要である.

2) 客観的栄養評価（ODA）

(1) 体重減少の割合（％体重変化, ％健常時体重, ％適正体重） ・身長：155cm ・体重：48kg（現在） ・3カ月前の体重：53kg	→3カ月前のBMIは22.1と正常範囲内（正常：18.5以上, 25.0未満）であり, 適切な食事量を摂取できていたものと考えられる. →現在のBMIは19.9で正常範囲であるが, 3カ月で体重が5kg減少しており, ％体重変化も約10％減少であることから, 栄養状態が不良であると考えられる. →Eさんの適正体重は, 1.55×1.55×22＝52.9kgである.

第3章　看護過程の実際　——事例展開

アセスメントの項目とEさんの情報	Eさんのアセスメント
(2) 身体計測（上腕三頭筋皮下脂肪厚，上腕周囲長など） ・とくに情報はない． (3) 生化学検査（血清総蛋白，アルブミンなど） ・p43参照	→今後も身体計測を継続していく必要がある． →血液検査の結果，正常値と比較してTP（総蛋白）とAlb（アルブミン）の値が正常値を下回っている． →TPは採血の約1カ月前，Albは採血の約2週間前の栄養状態を反映しているとされる．よって，Eさんの最近1カ月間の栄養状態が継続して低下していたと考えられる． →現在の食事摂取状況を考えると今後さらに値が低下する可能性があるため，継続的に値を観察する必要がある．

⬆ Eさんの強みと援助の方向性

SGAとODAの分析結果から低栄養状態にあるが，消化器症状はなく自力摂取も可能であるため，安楽に食べる工夫や誤嚥予防のケアにより食事摂取量を増加できる可能性がある．

3）必要栄養量の算出と現状の比較

> **❗ ワンポイント・アドバイス**
>
> 必要栄養量の計算式から一般的な必要量を算出し，現在の摂取量と比較する．そのうえで，高齢者の体重の増減や水分出納，血液検査結果などを総合的に判断して栄養摂取量を決定していく．また，栄養摂取方法については，高齢者の嗜好も考慮して安全かつ楽しく食べるための工夫が必要である．

(1) エネルギー必要量の算出と現在の摂取量 ・身長：155cm ・体重：48kg（現在） ・3カ月前の体重：53kg ・施設食のカロリー：約1,400kcal/日（糖尿病食） ・半分ほど残して食べるのをやめてしまう． ・3カ月前までは30分ほどで全量摂取していた． ・エネルギー必要量を算出すると以下のようになる（p14参照）． 　［基礎代謝量（BEE）］ 　　66.47＋13.75×53＋5.0×155－6.76×83 　＝1,009.14kcal/日 　［必要エネルギー量（TEE）］ 　　1,009.14×1.2×1.2 　＝1,453.16kcal/日 （活動係数：1.2，ストレス係数：1.2（体重減少が著しく体蛋白の崩壊が進んでいる可能性があるため数値を増やし，活動係数1.2，ストレス係数1.2とした）	→Eさんのエネルギー必要量は1,453.16kcal/日であり，施設で提供されている食事1,400kcal/日を全量摂取する必要がある．しかし，現在の摂取量は約半分の700kcal/日であり，かなりのエネルギー不足がみられる． →今後の食事内容については，誤嚥を防ぐ食事形態を考慮しつつ栄養状態を改善するために，少量でも高栄養の食品を選択していく必要がある．

> **❗ ワンポイント・アドバイス**
>
> ここでは，現在の体重における必要栄養量ではなく，3カ月前の適正体重に近づけるための必要栄養量を算出している．

(2) 蛋白質必要量の算出と現在の摂取量 　［蛋白質必要量（g）］ 　52.9×1.2＝63.48g/日	→施設の平均的な蛋白質提供量60g/日の半分と考えると，Eさんの摂取量は30g/日であり，蛋白質もかなり不足している．蛋白質摂取量は主食と副食の摂取バランスによっても異なるが，高齢者は主食に偏って摂取する人が多いため観察が必要である．

2. 生活機能別の展開

アセスメントの項目とEさんの情報	Eさんのアセスメント

(3) 必要水分量の算出と現在の摂取量
- 水分出納 (in-out) バランス

	in		out
食物 (1/2)	575	尿	1,140
飲水	950	不感蒸泄	720
代謝水	200	便 (1回/2日)	100
合計	1,725	合計	1,960
		マイナス	235

- 食事中水分の概算：牛乳200 mL＋味噌汁300 mL＋全粥450 mL＋副食200 mL＝1150 mL

→ in-outバランスは235 mLマイナスに傾いているが、排便が毎日あることを想定した計算であるため、通常はほぼバランスがとれていると考えても差し支えない.

→ しかし、食事摂取量が少ないこと、加齢により体内の水分量が低下していること、口渇を感じにくくなっていることから、脱水に傾きやすい。そのため、定期的な水分摂取を促す必要がある.

→ 現状では、Eさんは必要エネルギー量および蛋白質必要量の半分程度しか摂取できていない。この状態が続けば、栄養状態はさらに低下し、免疫力の低下やサルコペニアによる筋力低下を引き起こす可能性もある.

⬆ Eさんの強みと援助の方向性
必要栄養量は半分程度しか摂取できていないが、必要水分量は経口摂取できていることは強みである.

2. 嚥下機能の状態

1) 先行期

> **❗ ワンポイント・アドバイス**
> 高齢者の嚥下機能は、5期に分けてアセスメントすることで、それぞれの問題の原因と援助の方向性を導き出すことができる。また、その原因は、加齢、疾患、認知機能、運動機能、環境、生活習慣、心理状態など、多方面からの分析が必要となる.

(1) 意識レベル
- 食事中に傾眠はみられない.

(2) 認知機能
- 4年前：アルツハイマー型認知症
- HDS-R：10点
- 食べはじめは順調だが、約50分たった頃に「疲れた」と言って、半分ほど残して食べるのをやめる.

→ 認知症があるが、食べはじめは順調であるため、食物に対する認知には問題がないものと思われる.

(3) 感覚機能
- 2年前：右中大脳動脈梗塞 (左上下肢麻痺)

→ 脳梗塞後遺症により片麻痺があるが、利き手に麻痺はなく自力で食事摂取できている。しかし、50分かけても半分量しか食べられていないことから、摂取動作がスムーズでない可能性が高い。食具の工夫や介助方法の検討が必要である.

(4) 食欲・嗜好
- 食べはじめは順調だが、約50分たった頃に「疲れた」と言って、半分ほど残して食べるのをやめる.

→ 食べはじめは順調であるため、食前の食欲には問題がないものと思われる.

(5) 摂食動作 (ADL)
- 左上下肢の麻痺、右上肢の筋力低下がある。Eさんは右利きである.
- 食事をセットアップすれば、右手でスプーンを持ち、ゆっくりだが自力で摂取できる.
- 自分で口に入れる1回量の情報はない.

→ Eさんは「疲れた」と言っていることから、疲労を最小限に抑え、少しでも自力摂取量が増えるための工夫として、Eさんが使いやすい自助具 (食器やスプーン) の検討や、安楽な姿勢をとるための工夫が有効であると考えられる.

→ 1回量が少なすぎると嚥下反射が起こりにくく、多すぎると誤嚥や窒息の原因になる。巧緻性や認知機能の問題から適切な量を適度なペースで口に運べない可能性も考えられるため、確認が必要である.

アセスメントの項目とEさんの情報	Eさんのアセスメント
(6) 食事の環境 ・約30人の入所者が一緒に食事をする大食堂で食事をとる． ・Eさんの席からはテレビが斜め上に見える． ・食事介助が必要な他の入所者が近くにいて，周囲では職員が忙しく動き回っている． ・テレビや職員の動きに気をとられてよそ見をしたまま食べ物を口に入れたり，手が止まっていたりする．	→テレビの刺激やせわしないスタッフの動きが注意を散漫にさせ，食事に集中できていない様子である．また，食事から注意がそれることで誤嚥を引き起こす危険もあるため，静かな環境を整備する必要がある． →認知症により，食事をしていること自体を忘れてしまう可能性もあるため，適宜声かけが必要である． ★先行期の問題：騒がしい環境により食事に集中できないこと，手指の巧緻性の低下により摂食動作がうまくいかないこと，姿勢保持が困難なことから，疲労が生じている．

⬆ Eさんの強みと援助の方向性
食事への集中力の低下や摂食動作の困難があるが，食事への認識はあり自力摂取できているため，食事環境や食具の工夫，安楽な姿勢の調整などにより自力での食事摂取量を増加できる可能性がある．

2) 準備期

アセスメントの項目とEさんの情報	Eさんのアセスメント
(1) 口唇の開閉 ・ブクブクうがいはセッティングすれば可能である（ガラガラうがいはできない）． ・最近は，口からの食べこぼしが増え，時に左口角からの流涎がある．	→ブクブクうがいができることから，口唇をしっかり閉じる力が残されているといえる．しかし，食べこぼしや流涎が増えていることから，麻痺や顔面筋力低下に加えて疲労などがあると口の中にうまく食物を保持できないことが考えられる．
(2) 舌の運動，下顎の運動，咀嚼力 ・2年前：右中大脳動脈梗塞（左上下肢の麻痺） ・食事の形態：全粥，キザミ食＋トロミあんかけ，水分・汁物にはトロミをつけている．	→舌や下顎の状況に関する情報が不足しているが，現在の食形態がお粥・キザミ食であることから，常食を咀嚼することは困難といえる． →また，トロミあんかけを使用していることから，食塊形成も不十分であると推測される． →原因として，加齢や脳梗塞後遺症による咬筋の低下や顔面の感覚鈍麻，舌の動きの低下などが考えられる．さらに，1カ月前の誤嚥性肺炎による入院中の絶食や安静を通して筋力が低下し，より咀嚼力が低下した可能性もある． →入院前の自宅での食事形態を確認するとともに，食事形態を少しでも常食に近づけるための援助が必要である．口唇周辺や咬筋，舌などの運動が有効であると考えられる．
(3) 唾液の分泌 ・左口角から流涎が出ていることがある．	→食塊形成には十分な唾液分泌が必要である．Eさんは左口角から流涎していることから，ある程度の唾液分泌があるが，加齢による分泌低下の可能性もあるため，唾液腺マッサージが有効であると考えられる．
(4) 歯牙の状態 ・部分義歯を使用している．	→義歯に不具合がある情報はないが，咀嚼には義歯の適合性も重要であるため，確認が必要である． ★準備期の問題：加齢や脳梗塞後遺症の影響に加えて，入院時の絶食や安静により，咬筋や口腔周囲の筋力が低下している可能性もある．

2. 生活機能別の展開

アセスメントの項目とEさんの情報	Eさんのアセスメント

⬆ Eさんの強みと援助の方向性
咀嚼力低下や口唇閉鎖不全がみられるが，唾液分泌はあり，安静による咬筋低下は回復可能であるため，口唇周辺や咬筋の運動などにより食事形態を常食に近づけられる可能性がある．

3）口腔期

(1) 舌や頬の感覚・運動
・2年前：右中大脳動脈梗塞（左上下肢の麻痺）

→加齢，脳梗塞後遺症，入院中の安静や絶食の影響により，舌の運動機能が低下している可能性がある．
→舌の運動機能（とくに舌が口蓋に押し付けられるか）を確認し，基礎訓練として舌の運動などを実施する必要がある．

(2) 口腔内残渣の量・位置
・口腔内の食物残渣が多い．

→食物残渣が多いことから，食物を咽頭へ送り込む機能が低下していると考えられる．残渣が残っている箇所を確認することで障害のある部位を推測できる．
→脳梗塞後遺症により，食物残渣を感じとる口腔内感覚も低下している可能性がある．口腔ケアの際に，口腔内の全体をマッサージすることも効果的である．

★口腔期の問題：舌の運動や口腔内感覚鈍麻により食物残渣が多く，残渣が咽頭に落ち込み誤嚥するリスクがある．

⬆ Eさんの強みと援助の方向性
食物残渣が多いことから誤嚥の危険性があるが，口腔内のマッサージもかねて口腔ケアを行うことで誤嚥を予防できる．

4）咽頭期

(1) 咳込みやむせ
・食べはじめは順調だが，4分の1くらい食べた頃から次第に"むせ"が増える様子である．

(2) 声の変化，咽頭残留感，不顕性誤嚥のサイン
・とくに情報はない．

→食事の途中からむせがみられていることから，咽頭期に問題があると考えられる．

→入所までのEさんの経過から，1カ月前に誤嚥性肺炎を発症する前は，明らかな嚥下障害はみられていなかったと考えられ，2年前に脳梗塞を発症した直後から嚥下障害が出現したわけではないようである．その後の2年間の加齢や活動量低下によって徐々に喉頭位置が下垂し，嚥下に関連する筋力が低下することで老嚥の状態が潜在していた可能性がある．潜在していた脳梗塞後遺症による嚥下機能低下に老嚥が加わることで嚥下障害が顕在化し，誤嚥性肺炎を発症した可能性がある．これに入院中の安静や絶食が影響し，さらに嚥下に関連する筋力の低下が進んでしまったのが現在のEさんの状況であると考えられる．
→よって，少なくとも過度の安静によって低下した筋力は嚥下訓練などで回復できると考えられる．たとえば，食前のリラクセーションや嚥下体操などを実施して，嚥下に関連する筋肉を動きやすくする必要がある．また，誤嚥してしまった場合に喀出力を向上するために，咳嗽訓練や呼吸訓練も有効である．

(3) 食事形態・種類による違い
・むせやすい食品などの情報はない．
・食事の形態：全粥，キザミ食＋トロミあんかけ，水分・汁物にはトロミをつけている．

→食事形態別のむせやすさの情報はないが，水分にトロミをつけていることから，サラサラした飲み物はむせやすいと考えられる．

第3章 看護過程の実際 ──事例展開

アセスメントの項目とEさんの情報	Eさんのアセスメント
(4) 適切な嚥下姿勢の保持 ・左上下肢の麻痺，右上肢の筋力低下がある．Eさんは右利きである． ・食事をセットアップすればひとりで摂取できる． ・食事中の姿勢は車椅子座位であるが，左側に傾いていることがある．	→左上下肢の麻痺により姿勢保持が困難である． →姿勢の崩れは，口腔内に食物残渣が増える原因や，麻痺側に食塊が流れ込むことによる誤嚥の原因になる．
(5) 疲労の状態 ・約50分たった頃に「疲れた」と言って，半分ほど残して食べるのをやめる． ・3カ月前までは30分ほどで全量摂取していた．	→「疲れた」という発言から，左半身麻痺により姿勢保持が困難であり，食事時間が長くなっているため疲労しやすく，嚥下にかかわる筋肉の疲労や疲労による嚥下反射の減弱などが生じ，食事の途中からむせやすくなっていると考えられる． →食事中の疲労を予防するために，安楽な姿勢保持および食事時間短縮のための摂取方法を工夫する必要がある．
(6) その他 ・STによる機能訓練：1回30分間 ・褒められて笑顔になる． ・簡単な会話は可能である．	→STによる機能訓練では，嚥下基礎訓練も実施している．STと情報交換をしながら進めていく． →特別な嚥下訓練だけでなく，日頃からEさんとの会話を増やし，Eさんが発声する機会や笑顔をつくることを増やすことで，呼吸や嚥下機能の刺激となる可能性がある． ★咽頭期の問題：加齢，脳梗塞後遺症，安静などによる嚥下機能低下があり，それに疲労や姿勢の崩れが加わり誤嚥しやすい状態にある．

⬆ Eさんの強みと援助の方向性
加齢，脳梗塞，過度の安静，食事中の疲労や姿勢の崩れの影響で誤嚥しやすい状況にあるが，安定した食事姿勢，食べやすい食事形態の工夫により安全に食べることができ，嚥下体操や楽しい会話を増やすことで嚥下機能の向上が望める．

5) 食道期

(1) 胸のつかえ感，胃液の逆流 ・胸のつかえ，逆流などの主観的情報はない．	→Eさんから胸のつかえ感や胃液の逆流などの症状の訴えは聞かれていないが，認知症により適切に表現できない可能性もあるため観察が必要である．
(2) 食後の咳込み　食後の姿勢 ・食後にデイルームでテーブルにうつ伏せになってウトウトしているときに咳き込んでいる姿がみられる．	→食後にうつ伏せになっているときに咳き込む様子から，食物が胃から逆流している可能性がある．逆流を防ぐためには，食後30分以上は上体を起こして腹部を圧迫しない姿勢を保つ必要がある． →咽頭期の問題である咽頭残留の可能性もある．咽頭残留を防ぐためには，食物が梨状窩や喉頭蓋谷に残らないよう，食事中や食後に適宜空嚥下を促すことが有効である． →口腔期の問題である食物残渣が咽頭に流れ込むことでむせている可能性もあるため，食後すぐに口腔ケアを実施する必要がある． ★食道期の明らかな問題はみられないが，姿勢や空嚥下，口腔ケアに注意が必要である．

⬆ Eさんの強みと援助の方向性
食後の姿勢に注意して引き続き食道期の問題がみられないようにする．

2. 生活機能別の展開

アセスメントの項目とEさんの情報	Eさんのアセスメント

3. 誤嚥性肺炎の予防

1）誤嚥性肺炎の症状の観察

> **!ワンポイント・アドバイス**
> 高齢者の場合，誤嚥性肺炎の典型的な症状が出現しないこともあるため，注意深い観察が必要である．

- 1カ月前に誤嚥性肺炎と診断され入院している．
- 体温：36.4～36.8℃

→発熱はないが，誤嚥性肺炎は繰り返しやすいといわれる．Eさんにはむせがみられ，栄養状態が低下して免疫力も低下していることから，誤嚥性肺炎をきたしやすい状況にあるといえる．

→Eさんは認知症によって自身の体調変化を適切に伝えられない可能性がある．よって，バイタルサインの観察や様子の変化に注意するとともに，1カ月前の誤嚥性肺炎発症時の症状などについても家族から情報収集して早期発見につなげる必要がある．

2）口腔ケア
（1）食物残渣の量・位置
- 口腔内の食物残渣が多い．

→食物残渣が多いため，誤嚥性肺炎の予防のためには口腔ケアが重要である．

（2）口腔ケアの方法
- 上下とも部分義歯を使用している．
- 毎食後，口腔ケアを実施している．
- 歯ブラシを渡すと自分の歯を磨くことができる．
- 義歯洗浄は介助する．
- ブクブクうがいはセッティングすれば可能である（ガラガラうがいは不可）．

→口腔ケアは毎食後に実施しており，Eさんも自分で磨く様子があることから受け入れは良好であるといえる．

→今後は毎食後に加えて起床時にも口腔ケアを実施し，毎食前にはうがいをするとよいと考える．

→部分義歯であるため残存歯のブラッシングも重要である．Eさん自身が磨くことは継続して，歯磨き後の口腔内に残渣がないか確認して，必要時には仕上げ磨きも行うとよい．部分義歯は細菌が繁殖しやすいため，ていねいな洗浄が必要である．

→歯と歯肉だけでなく，舌や口蓋，頬の内側などもブラッシングし，口腔内全体のマッサージをかねてケアすることで，口腔機能の向上につなげていく．

→ブクブクうがいができることはEさんの強みである．しかし，認知機能の低下から，うがい水を誤って飲み込んでしまう危険性もあるため，見守りや声かけをしていく必要がある．

↑ Eさんの強みと援助の方向性

誤嚥の危険性が高いこと，食物残渣が多いこと，免疫力が低下していることから，誤嚥性肺炎を再発するリスクは高いが，起床時の口腔ケアや食前のうがい，口腔マッサージを取り入れることで，口腔機能を向上し，誤嚥性肺炎を予防できる可能性がある．

第3章 看護過程の実際 ——事例展開

栄養・代謝の関連図

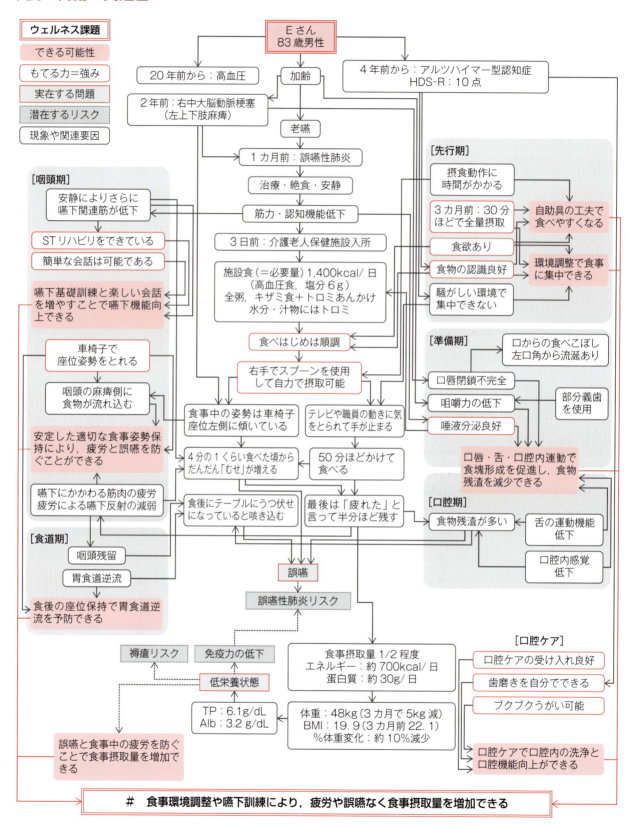

2. 生活機能別の展開

❷ 排泄についてのアセスメント

排泄のアセスメント項目と必要な視点

アセスメント項目	アセスメントに必要な視点
1. 知覚・自覚	1）排泄の知覚機能 ・認知機能の状態 ・感覚機能の状態 ・尿意・便意の自覚
2. 排尿の状態	1）水分出納バランス ・水分出納（intake：経口摂取，点滴類，食事など，output：尿，便など） ・体液バランス（電解質：Na，K，Ca，Cl，Pなど，浸透圧：pH，Albなど） ・症状（脱水や浮腫による症状） 2）腎・膀胱機能 ・内服薬の確認 ・尿の生成：腎機能（BUN，Cr，CCr） ・尿の性状（色，臭い，蛋白や糖） ・排泄時の不快症状の有無（排泄時の痛み，残尿感など） ・蓄尿・排尿の状態（排尿回数，排尿時間，蓄尿量，尿意切迫感，尿勢や尿線） 3）尿失禁の原因 ・機能性尿失禁（ADL低下による尿失禁，認知症による尿失禁） ・腹圧性尿失禁 ・切迫性尿失禁 ・溢流性尿失禁
3. 排便の状態	1）排便にかかわる機能 ・便生成の状態（消化機能，水分量，腸蠕動運動など） ・排便状態（排便時間，回数，間隔，量，性状など） ・内服薬の確認 2）排便障害の有無とその原因 ・便秘：機能性便秘（直腸性便秘，弛緩性便秘，痙攣性便秘），器質性便秘 ・下痢 ・便失禁の有無とその原因：腹圧性便失禁，切迫性便失禁，溢流性便失禁，機能性便失禁
4. 移動・動作の状態	1）排泄動作にかかわる機能 ・巧緻性動作（手指の動きなど） ・関節可動と柔軟性（足関節や膝関節の屈伸，前かがみ，腰のひねり） ・姿勢の保持（臥位，座位，立位） ・移乗・移動（移動補助具の使用，安定感） ・自宅など慣れた場所での様子
5. 排泄障害による影響	1）排泄障害による生活への影響 ・失禁による皮膚トラブル ・尿漏れや失禁による自尊感情の低下 ・活動範囲の縮小

第3章 看護過程の実際 ──事例展開

排泄のアセスメント展開

アセスメントの項目とEさんの情報	Eさんのアセスメント

1. 知覚・自覚

1）排泄の知覚機能
（1）認知機能の状態
- 4年前：アルツハイマー型認知症
- HDS-R：10点（p44参照）
- 数分間は記憶を保持できる．
- 多量の情報や抽象的な内容は理解が難しい．
- 具体的な例示を交えて説明するなどの工夫により理解できることも多い．

➡Eさんの認知機能の状態から，尿意を知覚しても上手に表現できなかったり，排泄の場所がわからなかったりする可能性がある．
➡また，排泄に関する説明をする場合には，1つひとつゆっくり説明する必要がある．

（2）感覚機能の状態
- 2年前：右中大脳動脈梗塞（左上下肢の麻痺）
- 右上肢の筋力低下

➡脳梗塞の後遺症により尿意や便意の知覚機能が低下している可能性があるため，観察が必要である．
➡排泄時の痛み，残尿（便）感などに関する情報がないため，確認が必要である．

⬆ Eさんの強みと援助の方向性
Eさんは尿意を知覚し，言葉やしぐさで伝えることができるため，職員はEさんの微妙な変化を読み取り，Eさんが尿意を伝えやすい環境をつくる必要がある．

2）排泄に関する自覚
（1）尿意・便意の自覚
- そわそわしたり，もぞもぞ動いたりすることがあり，その時にトイレ誘導すると排尿することがある．
- 施設入所後，2回ほど「トイレ」と職員に言ったことがある．
- 自宅では，尿意や便意があるときに自ら知らせることができた．
- 自宅では，時々車椅子を自分で操作してトイレまで行くことがあった．
- 自宅では，尿意を感じたときのEさんのもぞもぞとした動きを妻が察知し，トイレまで誘導することが多かった．
- 自宅ではほとんど失禁しなかった．

➡時々，訴えがあることから，Eさんは尿意・便意を知覚でき，それを排泄行動と結びつけていると考えられる．
➡自宅では尿失禁がなく，施設入所後に尿失禁がみられることから，現在はEさんが尿意を感じたタイミングでトイレに行けていない可能性がある．
➡自宅では妻と2人だけの生活で，妻はいつもEさんのそばにいて声をかけやすく，妻がEさんの微妙な変化に気づいて援助できていた．そのため，失禁せずに過ごせていたと考えらえる．
➡施設でのEさんは，見知らぬ場所で見慣れない職員への尿意を伝えにくかったり，忙しく働く職員にタイミングよく声をかけられなかったりしている可能性がある．また，Eさんが尿意を感じたときの微妙なサインを職員が読みとれていないことも考えられる．
➡職員は，落ち着いて行動することを心がけて，Eさんが声をかけやすい雰囲気をつくるとともに，Eさんの尿意のサインを見逃さないよう観察する必要がある．

⬆ Eさんの強みと援助の方向性
Eさんは尿意・便意を知覚できるが，職員に伝えられなかったり，職員が気づかなかったりして，タイミングよくトイレに行けていないと考えられるため，Eさんの尿意・便意のサインを見逃さないようにする必要がある．

2. 排尿の状態

1）水分出納バランス
（1）水分出納
- 必要水分量（現在の体重における必要量）：
- 1,240＋15×48−200＝1,760 mL/日
- 水分出納（in-out）バランス（p51参照）

➡Eさんの1日の尿量は1,140 mLと，成人の1日尿量の正常範囲である1,000〜2,000 mLにあり，正常であるといえる．

58

2. 生活機能別の展開

アセスメントの項目とEさんの情報	Eさんのアセスメント
・食事摂取量：半分ほど残して食べるのをやめてしまう（p43を参照）．食事中に傾眠はみられない．	→in-outバランスは235mLマイナスに傾いているが、排便が毎日あることを想定して算出しているため、通常はほぼバランスがとれていると考えても差し支えないといえる． →しかし、食事摂取量が少ないこと、高齢により体内の水分量が低下して口渇も感じにくくなっていることから、脱水に傾きやすい．そのため、定期的な水分摂取を促す必要がある．
(2) 体液バランス ・情報なし (3) 症状 ・口渇の訴えはなく、お茶は、声をかけないと飲まずに残っていることが多い． ・両下肢、とくに下腿部分が乾燥しており、掻破した跡がみられる．他の部位にはみられない． ・左下腿に軽度の浮腫がみられるが、他の部位にはみられない．	→皮膚の乾燥は脱水の徴候である可能性もあるが、両下腿のみに限局していることから、加齢により皮脂分泌が低下している影響が大きいと考えられる（p64参照）． →麻痺側の左下腿は筋収縮によるポンプ機能が低下し、浮腫が起こりやすい．他の部位には浮腫がみられていないため、様子をみていく．

🏠 Eさんの強みと援助の方向性
Eさんの水分出納はほぼバランスがとれていることから、引き続き現在のペースで飲水をすすめていく．

2) 腎・膀胱機能

(1) 尿の生成：腎機能 ・血液データより， ・BUN：13.2mg/dL，Cr：0.7mg/dL	→血液データよりBUN値とCr値のいずれも正常範囲であり、腎機能の低下はみられていない．
(2) 内服薬の確認 ・アムロジピン錠5mg ・シロスタゾール錠100mg ・フルニトラゼパム錠1錠（就寝前） ・酸化マグネシウム細粒83％ ・ピコスルファートナトリウム内用液0.75％	→Eさんが現在服用している薬剤に、多尿や尿閉など排尿に影響を及ぼす副作用のあるものはないと考えられる．
(3) 尿の性状（色、臭い、蛋白や糖） ・尿の色は淡黄色であり、混濁や異臭はない．	→尿の性状は正常であり、不快症状の訴えはないため、尿路感染などの異常はないものと考えられるが、Eさんがうまく訴えられない場合もあるため、様子を観察していく．
(4) 排泄時の不快症状の有無（排泄時の痛み、残尿感など） ・とくに訴えは聞かれない． (5) 蓄尿・排尿の状態 ・排泄記録票の確認（p46参照） ・トイレ誘導：5時、9時、12時、15時、18時、21時 ・日中の尿失禁は1～2回/日程度 ・床上おむつ交換：2時 ・日中はパンツタイプのおむつに尿とりパッドを1枚使用 ・夜間はテープタイプのおむつに尿とりパッドを2枚使用している． ・膀胱内に150mLの尿が貯まると尿意を感じているようである． ・失禁時の尿量から考えて、Eさんは膀胱内の尿量が200mLを超えると失禁していると推測される． ・レクリエーション前にトイレ誘導の声かけをすると「ない」と答えたが、レクリエーション後にトイレに行くと尿失禁していた．	→排泄記録票より排尿回数は7回となっているが、失禁した回数も含めるともう少し多くなる．成人の正常範囲である日中5～7回、夜間0～1回と比較してもやや多い． →就寝から起床までの失禁が2回で、尿量が計450mLであるから、1日の尿量の4割にあたり、Eさんは夜間多尿の傾向がある．加齢により日中の腎血流量が低下する一方、夜間の臥床時に腎血流量が増加するためであると考える．今後、夜間多尿により睡眠が障害されないか観察する必要がある． →成人の尿意を知覚する量の正常範囲は150～200mLであるため、150mLで知覚しているEさんは正常といえる． →成人の膀胱容量の正常範囲は350～500mLといわれている．Eさんは加齢により膀胱容量が減少している可能

アセスメントの項目とEさんの情報	Eさんのアセスメント
	性がある．また，膀胱内に残尿がある可能性もあるため観察が必要である． →失禁を減らすためには，膀胱内に200mL以上の尿が貯留する前にトイレへ誘導することが必要であると考えられる． →日中は，間隔が5時間あくと尿が200mL以上貯まり失禁することがあるため，約4時間ごとのトイレ誘導が有効と考えられる． →夜間は，間隔が4時間あくと200mL以上の尿が貯まるようであるため，3時間ごとにおむつ交換を行うことで排泄のタイミングに合わせられると考えられる． →定期のトイレ誘導に加えて，Eさんの尿意のサイン（もぞもぞするなど）を見逃さないことや，機能訓練やレクリエーションに行く前などにトイレ誘導することで尿失禁が減る可能性がある．

↑ Eさんの強みと援助の方向性

Eさんは尿量200mL以内であれば膀胱内に貯留できるため，日中は4時間おきのトイレ誘導，夜間は3時間おきのトイレ誘導（またはおむつ交換）を実施することで失禁を予防できると考えられる．

3）尿失禁の原因

> **❗ ワンポイント・アドバイス**
>
> 尿失禁がみられる場合，その失禁の種類を見極めることが有効なケアに結びつけるために重要である．高齢者の失禁には複数の要因が関連していることが多いため，各失禁の要因について，その可能性の有無をていねいに分析する必要がある．

・4年前：アルツハイマー型認知症 ・HDS-R：10点（p44参照） ・2年前：右中大脳動脈梗塞（左上下肢の麻痺） ・1カ月前：誤嚥性肺炎で入院したが，治療後に自力で立つことができなくなった． ・自宅では，時々車椅子を自分で操作してトイレまで行くことがあった． ・排尿時に洋式トイレに座るように促すと，「なに？ なに？」と戸惑って座ろうとせず，立ったまま排尿して衣服を濡らしてしまうこともあった．	→Eさんは，脳梗塞後遺症による左上下肢麻痺があり，排泄動作の能力が低下している． →自宅では現在よりも排泄動作の自立度が高かった様子である．誤嚥性肺炎による入院中に筋力が低下したことが自立度低下の一因であると考えられる． →施設では尿意をタイミングよく職員に伝えず，トイレの場所もわからなくなったと考えられる． →施設のトイレが自宅と異なることに戸惑った可能性や，男性であるEさんには座って排尿する習慣がなく，「座ってください」と言われて戸惑った可能性がある． →以上より，Eさんの尿失禁は「機能性尿失禁」である可能性が高い．

↑ Eさんの強みと援助の方向性

Eさんは自宅では自力でトイレに行けたこと，いまも尿意を知覚できることから，Eさんの尿意に合わせてタイミングよくトイレ誘導し，Eさんの理解度を確認しながら介助することで，失禁を防ぐことができると考えられる．

3．排便の状態

1）排便にかかわる機能
(1) 便生成の状態
・消化管の疾患の既往歴なし
・水分量：水分出納（in-out）バランス（p51参照）

2. 生活機能別の展開

アセスメントの項目とEさんの情報	Eさんのアセスメント

(2) 内服薬
- 酸化マグネシウム細粒83％（1日1回就寝前）（自宅でも同様）
- ピコスルファートナトリウム内用液0.75％（3日間排便がない場合に1日1回10滴）（自宅でも同様）

→Eさんは自宅にいる時から酸化マグネシウムを定期的に服用していたことから、もともと便秘傾向にあるといえる。

> **❗ワンポイント・アドバイス**
> 高齢者は便秘傾向にある者が多く、薬剤で排便をコントロールすることも少なくない。しかし、便秘の原因によっては、生活援助により排便を促進できる可能性があるため、できるかぎり自然排便に近づける援助の工夫が必要である。

(3) 排便状態
- 排泄記録票の確認（p46参照）
- 排便回数：2日に1回程度（自宅でも同様）
- 便性状：ブリストル便スケール（タイプ5）
- 排便量：中等量

→Eさんは排便が2日1回あるが、ピコスルファートナトリウムの服薬状況から、排便が3日間みられないことがあると推測できる。
→便の性状と量から、適切な排便コントロールができているといえる。

2) 排便障害の原因
- 4年前：アルツハイマー型認知症
- HDS-R：10点（p44参照）
- 2年前：右中大脳動脈梗塞（左上下肢の麻痺）
- 1カ月前：誤嚥性肺炎で入院したが、治療後に自力で立つことができなくなった。
- 食事は半分ほど残して食べるのをやめる。

→Eさんの便秘傾向の原因として、次のことが考えられる。
- 加齢による腸蠕動の低下、脳梗塞後遺症、入院による長期臥床により運動量が減少したこと
- 食事摂取量が減少していること
- 認知機能の低下により便意を的確に伝えられない可能性
- ADL低下により排泄動作を自力でできず、便意を感じてから排泄するまでのタイミングを逸している可能性

⬆ Eさんの強みと援助の方向性
下剤により排便をコントロールできているが、今後は、排便回数、便の性状・量、排便タイミング、食事量・内容、運動状況などを観察し、なるべく薬剤に頼らない排便を目指して援助を考えていく必要がある。

4. 移動・動作の状態

1) 移動・動作にかかわる機能
(1) 施設での様子
- 日中はパンツタイプのおむつに尿とりパッドを1枚使用、夜間はテープタイプのおむつに尿とりパッドを2枚使用
- 日中はトイレで排泄をしている。
- トイレ-車椅子間の移乗は、全面的に介助を受けている。
- 排尿時に洋式トイレに座るように促すと、「なに？ なに？」と戸惑って座ろうとせず、立ったまま排尿して衣服を濡らしてしまうこともあった。
- トイレでは、立ち上がり、陰部を拭く、衣服の上げ下げを介助している。
- トイレで排泄をするときに介助者のペースで介助をすると怒り、介助を拒否することがある。
- トイレ内の手すりにつかまることで立位を保持でき、ひとりで便座に座っていることができる。
- PTの機能訓練では、両手で手すりにつかまり、腰を支える介助を受けて車椅子から立ち上がる訓練をしている。

→前述のとおり、自宅トイレとの違いや排泄習慣の違いによる戸惑いに加えて、職員の介助ペースが早いため、Eさんは排泄のためにズボンを下ろすなどの行為の意味をしっかり理解できず、何が起こっているのかわからないまま、侵害されるような気分になって拒否したものと考えられる。
→介助に対する理解度を確認し、理解しやすいようにゆっくり1つひとつ説明しながら介助する必要がある。
→Eさんは自力での座位保持と立位保持は可能であるが、陰部を拭く動作や衣服の上げ下ろしを行うほどの安定性はないため、現在の介助で適切であると考えられる。
→PT訓練の実施状況から、一部介助で立ち上がりもできる可能性がある。Eさんができることが少しずつ増えていくよう、リハビリテーションスタッフとも連携しながら援助していく必要がある。

第3章　看護過程の実際　――事例展開

アセスメントの項目とEさんの情報	Eさんのアセスメント
(2) 自宅での様子 ・時々，車椅子を自分で操作してトイレまで行くことがあった． ・自宅でのトイレ-車椅子間の移乗は，手すりにつかまり自力で可能であった（妻は見守りのみ）． ・陰部を拭く動作とズボンと下着の上げ下げは妻に介助してもらっていた．	→自宅では，立ち上がりと便座への移動は妻の見守りのみで可能であったが，現在はトイレ-車椅子間の移乗は全面的に介助を受けている．入院に伴う筋力低下が関連していると考えられるが，腰を支えて立ち上がる機能訓練をできているため，トイレでの移乗の動作にもいかす必要がある．

⬆ Eさんの強みと援助の方向性
筋力の回復に伴い，自宅で行っていた程度までADLを回復することが期待できるため，PT・OTと連携して"できる活動"である立ち上がり動作を"している活動"として生活に取り入れていく必要がある．

5. 排泄障害による影響

1) 排泄障害による生活への影響

(1) 失禁による皮膚トラブル ・臀部におむつかぶれによる発赤がみられる．	→おむつ使用による湿潤で脆弱化している皮膚に，失禁による排泄物が付着することで炎症を起こしているものと考えられる． →皮膚への刺激に加えて，Eさんは身体可動性と栄養状態の低下（p47～50参照）がみられるため，褥瘡発生のリスク（ブレーデンスケール，p74参照）も高い． →おむつかぶれを改善・予防するためには，失禁せず，おむつを使用せずに過ごせることが理想的である．すぐに改善することが難しい場合には，失禁後のおむつが長時間皮膚に付着しないように，Eさんの排泄パターンをつかみ，タイミングよく交換することが重要である． →失禁後には清拭を実施して皮膚の清潔を保つことが大切である．ただし，清拭時には強くこすり過ぎて機械的な刺激を与えないように注意が必要である．
(2) 尿漏れや失禁による自尊感情の低下 ・Eさんからは失禁に関する発言は聞かれていない	→Eさんの失禁に対する思いは確認できていないが，自宅では自力でトイレまで行っていたことから，排泄を失敗することに羞恥心を抱いていることも考えられる．Eさんの自尊心が低下しないよう，失禁を少なくする支援とともに，失禁時の対応にも十分配慮する必要がある．
(3) 活動範囲の縮小 ・とくに情報はない．	

⬆ Eさんの強みと援助の方向性
タイミングよくトイレ誘導することで失禁を防ぐとともに，失禁した場合にもすぐに清拭をすることで清潔を保ち，おむつかぶれを改善できる．

2. 生活機能別の展開

排泄の関連図

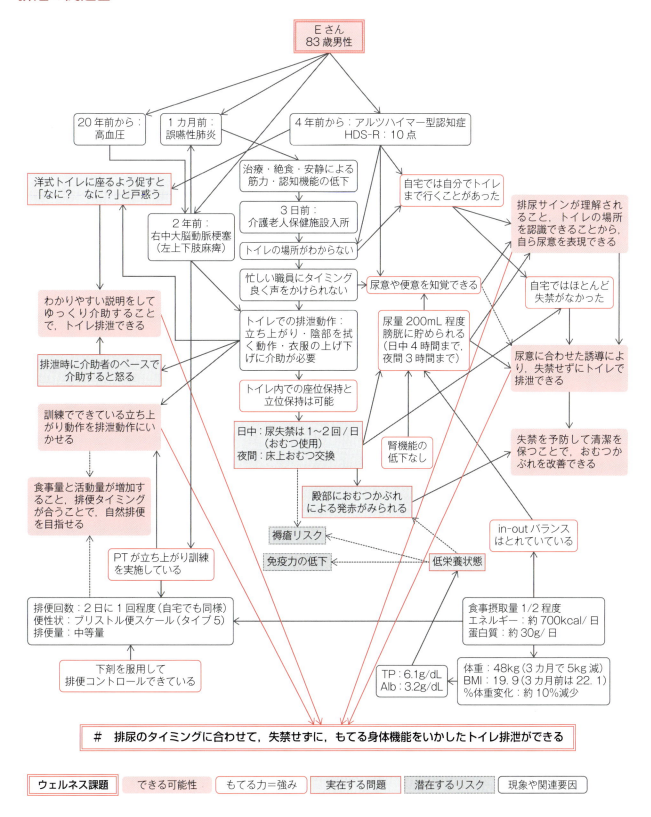

第3章 看護過程の実際 ——事例展開

清潔についてのアセスメント

清潔のアセスメント項目と必要な視点

アセスメント項目	アセスメントに必要な視点
1. 身体状態	1) 皮膚, 耳, 眼, 爪, 口腔, 頭髪, 陰部の状態 ・皮膚の乾燥, 菲薄化, 弾力性, 色調, 皮下脂肪, 皮膚感覚(温覚, 痛覚)体毛の変化 ・耳垢 ・眼脂 ・爪の肥厚, 縦のひび割れ ・残存歯, 義歯, 舌 ・整容, 髭剃り 2) 既往歴・内服薬 ・循環器疾患, 呼吸器疾患などの既往歴 ・バイタルサイン ・治療状況 ・内服薬 3) 栄養摂取の状況 ・必要エネルギー量との関係 ・水分出納バランス
2. 身体能力	1) 運動能力 ・麻痺の種類と程度 ・関節の変形, 拘縮, 巧緻性, 関節可動域 2) ADL評価スケール 3) セルフケア能力 ・口腔ケア ・洗顔 ・更衣 ・入浴 ・その他の清潔にかかわる動作の様子 ・自宅など施設外での様子
3. 清潔への認識, 認知力	1) 認知機能 2) 清潔に対する認識 3) 清潔に関する生活習慣 4) 他者へ依存することへの遠慮と気兼ね

清潔のアセスメント展開

アセスメントの項目とEさんの情報	Eさんのアセスメント

1. 身体状態

1) 皮膚の状態

> **❗ワンポイント・アドバイス**
>
> 皮膚の清潔を保つためには，入浴などで汚れを洗い流すことが必要である．しかし，高齢者の皮膚は皮脂分泌量が減少してドライスキンになりやすいため，過度の入浴や洗浄力の強い石鹸の使用は避けて，洗浄後に保湿を行うことが重要である．

- 臀部におむつかぶれによる発赤がみられる．
- 日中はパンツタイプのおむつに尿とりパッドを1枚使用，夜間はテープタイプのおむつに尿とりパッドを2枚使用している．
- 日中はトイレで排泄をしている．
- 日中の尿失禁は1～2回/日程度
- 床上おむつ交換：2時
- トイレでは，立ち上がり，陰部を拭く，衣服の上げ下げを介助している．
- 両下肢，とくに下腿部分が乾燥しており，掻破した跡がみられる．他の部位にはみられない．

→おむつ使用による湿潤で脆弱化している皮膚に，失禁による排泄物が付着することで炎症を起こしているものと考えられる．

→おむつかぶれを改善・予防するためには，失禁せず，おむつを使用せずに過ごせることが理想的である．Eさんは1～2回/日の失禁がみられているが，排泄パターンに合わせた援助により失禁を減らせる可能性がある（p60参照）．

→失禁した場合にも，排泄物が長時間皮膚に付着しないようにタイミングよくおむつ交換をすることが重要である．

→失禁後には清拭し，皮膚の清潔を保つことが大切である．しかし，清拭時に強くこすり過ぎて機械的な刺激を与えないように注意する（p62参照）．

→両下腿の乾燥，掻破した跡は，老人性皮膚掻痒症によるものである可能性が高い．

→乾燥した皮膚はバリア機能が低下しているうえに，掻破した跡があることから，感染を防ぐためにも皮膚を清潔に保つことが重要である．しかし，洗浄により皮膚の乾燥を強める可能性があるため，湯温や石鹸の選択に注意し，洗浄後の皮膚の保湿に努め，室内の湿度を適度に保つことも重要である．

→掻破を防ぐためには，手指の爪を短く保つことも必要である．Eさんの爪の状態を定期的に確認して，爪切りの介助をする必要がある．

⬆ Eさんの強みと援助の方向性

失禁を減らし，皮膚の汚染を防ぐことができる可能性があるため，排泄パターンに合わせたトイレ誘導と陰部の保清により皮膚の炎症を改善する．in-outバランスがとれていることから，脱水による皮膚乾燥は予防できる．皮膚の清潔と保湿，掻破予防にも努める．

2) 既往歴・内服薬

(1) 既往歴
- 年齢：83歳
- 20年前：高血圧
- 4年前：アルツハイマー型認知症
- 2年前：右中大脳動脈梗塞（左上下肢麻痺）
- 1カ月前：誤嚥性肺炎（現在治癒）

→Eさんは83歳という高齢のため，心肺機能の低下がある可能性があるが，現在のところバイタルサインには大きな問題はない．

→高血圧の既往があるため，入浴の前後に血圧の変動がないか確認する必要がある．

→認知機能の低下により体調不良をうまく表現できない場合もあるため，様子の変化を注意深く観察する必要がある．

アセスメントの項目とEさんの情報	Eさんのアセスメント
(2) 内服薬 ・アムロジピン錠5mg（1日1回朝） ・シロスタゾール錠100mg（1日2回朝夕） ・フルニトラゼパム錠1錠（1日1回就寝前） ・酸化マグネシウム細粒83%（1日1回就寝前） ・ピコスルファートナトリウム内用液0.75%（3日間排便がない場合に1日1回10滴） (3) バイタルサイン ・血圧：140〜154/90〜98mmHg ・体温：36.4〜36.8℃ ・脈拍：68〜74回/分，整脈 ・呼吸：18〜20回/分，SpO_2：94〜96% (4) その他 ・水分のin-outバランスはとれている．	→下剤によって排便をコントロールしているが，気持ち良く入浴してもらうためにも，皮膚の清潔を保つためにも，入浴前に排便できるように調整していく必要がある． →水分のin-outバランスはとれているが，入浴時には発汗で水分が失われやすいため，入浴前後の飲水をすすめる必要がある．

⬆ Eさんの強みと援助の方向性

バイタルサインに大きな問題がなく，in-outバランスがとれており，排便コントロールができているため，安全に気持ち良く入浴することができる．

2. 身体能力

> **❗ ワンポイント・アドバイス**
>
> 清潔動作に関して，ADLの維持と拡大に向けて本人にできるところは行ってもらうことが基本である．その際には，安全を確保し，自力で行った部分がしっかりと清潔になっているかを確認する必要がある．

1) 運動機能 ・2年前：右中大脳動脈梗塞 ・左上下肢の麻痺がある（上下肢ともMMT2）． ・右利きであるが，右上肢の筋力低下がある（MMT3）．	→麻痺側である左上下肢はMMT2であり，清潔動作で実用的に使うことは難しいと考えられる． →利き手の右手にも筋力低下があるが，MMT3であり，麻痺がないことは日常生活動作を行ううえで強みとなる．
2) ADL評価スケール ・FIM：45点/126点（p43参照） ・N-ADLスケール：中等度（p44参照）	→今後ADLが拡大し，FIMの点数が改善する可能性がある． →麻痺による運動機能の影響だけでなく，認知機能の影響によりできない生活動作も多いと考えられる．

⬆ Eさんの強みと援助の方向性

入浴，更衣，口腔ケアなどの意味を理解しやすいように援助することで，健側である右手の機能や機能訓練でできている動作をいかして清潔動作を拡大できる可能性がある．

3) セルフケア能力 (1) 口腔ケア ・上下とも部分義歯を使用している． ・毎食後，口腔ケアを実施している． ・歯ブラシを渡すと自分で歯を磨くことができる． ・義歯洗浄は介助する． ・ブクブクうがいはセッティングすれば可能である（ガラガラうがいはできない）． ・口腔内の食物残渣が多い． ・食べはじめは順調だが，4分の1くらい食べた頃から次第に"むせ"が増える様子である．	→歯ブラシを渡すと自分で磨けることはEさんの強みである．利き手に麻痺がなく，方法を理解すれば自力でできる部分もあると考えられるが，巧緻性が低下している可能性もあるため，歯磨き後の口腔内に食物が残っていないかを確認し，必要時には仕上げ磨きも行うとよい． →義歯洗浄は全介助であるが，洗い方を見ると方法を思い出す可能性がある．自宅での状況を情報収集する． →食物残渣が多く，むせがあることから，誤嚥性肺炎の危険性があり，口腔ケアは非常に重要である（p55参照）

アセスメントの項目とEさんの情報	Eさんのアセスメント
(2) 洗顔 ・濡れタオルを渡されると自分で顔を拭くことができる.	→洗顔時にタオルを渡された意味を理解して行動できているといえる．理解しやすい声のかけ方にも注意が必要である．
(3) 更衣 ・全面的に介助を受けている．	→更衣は全介助であるが，風船バレーに参加できていることから，右上肢の挙上は可能であると考えられる． →認知機能の面から衣服の認識や着衣失行の状態も合わせて観察して，健側を使って自力でできることをみつけていく必要がある． →援助者が衣服を決めるのではなく，Eさんの好みを取り入れて一緒に決めるとよい．Eさんらしさを表現できるかかわりにつながる．
(4) 入浴 ・入浴時は，浴室まで車椅子で行き，車椅子を入浴用椅子の横につけ，全介助で移乗している． ・機能訓練での車椅子からの立ち上がり状況：両手で手すりなどにつかまれば，腰を少し支える程度で，自力で立ち上がることができる． ・洗身，洗髪は全面的に介助を受けている．	→機能訓練の様子から，移乗の全介助は過剰であると考えられる．しかし，浴室は滑りやすいため，床の水を拭くなどして転倒に注意しながら，少しずつ介助量を減らす工夫が必要であると考えられる． →洗身，洗髪は，健側の右手でできることは行ってもらい，できないことを介助することが必要である．しかし，Eさんが混乱しないように時間にゆとりをもち，疲労に注意して介助すべきタイミングを見極めることが必要である．
(5) その他の清潔にかかわる動作の様子 ・ベッドからの起き上がりは全面的に介助されているが，端座位はベッド柵につかまり自力保持できる． ・ベッド-車椅子移乗時は，介助者がかかえるようにして全面的に介助されている． ・機能訓練での車椅子からの立ち上がり状況：両手で手すりなどにつかまれば，腰を少し支える程度で，自力で立ち上がることができる． ・手すりにつかまった状態で30秒程度立位保持できる． ・機能訓練での平行棒内の歩行：PTに後ろから腰を支えられながら3〜4歩は歩行できる． ・風船バレーでは，自分のところに来た風船を右手で跳ね返すことができている．	
(6) 自宅など施設外での様子 ・車椅子生活で歩行は困難だったが，立ち上がり，立位は見守りでできていた． ・ベッドをギャッチアップするとベッド柵につかまって起き上がり，端座位は自力保持できていた．	

🔼 Eさんの強みと援助の方向性

Eさんはセルフケア行動の最初のきっかけを示されると（歯ブラシやタオルを渡すなど），その続きの行動をできる可能性がある．また，機能訓練の様子などから，更衣や入浴時の洗身など，できる動作をより増やしていける可能性がある．

第3章 看護過程の実際 ──事例展開

アセスメントの項目とEさんの情報	Eさんのアセスメント

3．清潔への意識・認知力

> **! ワンポイント・アドバイス**
> 清潔に対する価値観は非常に個別性が高く，入浴を拒否する理由も人それぞれである．その人のそれまでの清潔習慣を知り，援助者の価値観を押しつけることがないよう注意が必要である．本人の価値観と健康の維持とのバランスのなかで，本人が気持ち良く過ごせるような援助が求められる．

1）認知機能
- HDS-R：10点（p44参照）
- NMスケール：23点（p45参照）
- 数分間は記憶を保持できる．
- 昔のことや慣れ親しんだことはよく覚えている．
- 多量の情報や抽象的な内容は理解が難しい．
- 具体的な例示を交えて説明するなどの工夫により理解できることも多い．

→ Eさんの記憶の状態より，自身がいつ清潔行動（入浴，洗面，口腔ケアなど）を実施したかを覚えていない可能性が高いため，適宜促していく必要がある．
→ 慣れた動作についてはていねいに説明することで，思い出せると考えられる．

2）清潔に対する認識
- 5人が同時に入浴できる広さの浴室である．
- Eさんは入所してから1度だけ入浴した．
- 入所2日目に，職員が「お風呂に入りましょう」と入浴に誘うと，「いや，結構です」と応じなかった．職員が「しばらく入っていないから入りましょう」「お手伝いしますから入りましょう」などと誘っても「いまはいいです」と断られ，その日は入浴できなかった．
- 入所3日目に，職員が「温泉に行きましょう」と誘うと，Eさんは「いや，いまはお金がないからダメです．母さんが財布を持っているので」と断った．
- その後，面会に来た妻から入浴をすすめると，Eさんは承諾して入浴することができた．

→「お金がないから」の言葉から，施設での入浴にはお金が必要であると思い，断っている可能性が高い．Eさんが安心して入浴できるように，お金の心配は必要ないことを伝える必要がある．
→ 自宅以外での入浴にはお金が必要という認識は，日帰り入浴に通っていた時の記憶とつながっている可能性もある．これはEさんの社会性の現れであり，強みともいえる．今回のように妻から直接すすめてもらうことが一番安心できると考えられるが，「奥さんが支払いをしておくので，お風呂に入ってほしいと言っていましたよ」など，妻の意向でもあることを伝えると，気がねなく入浴できる可能性がある．

3）清潔に関する生活習慣
- 造園の仕事をしていた頃は，帰宅後ほぼ毎日，夕食前に必ず入浴していた．
- 脳梗塞で倒れる前までは，温泉が好きで，休日には夫婦で近郊の温泉で日帰り入浴をしていた．

→ 以前は夕方に入浴する習慣があったため，施設で日中に入浴することに違和感がある可能性もある．
→ Eさんは，以前は毎日入浴し，温泉好きでもあったことから，入浴自体をいやがっているのではないと考えられる．

4）他者に依存することへの遠慮と気兼ね
- 入浴時には，更衣，移乗，洗身などの介助を受け入れている．

→ 入浴前には誘いを拒む場面があるが，入浴してしまえばスムーズに介助を受け入れている様子から，介助に気がねしているのではないと考えられる．

↑ Eさんの強みと援助の方向性
以前から入浴好きであること，自宅以外での入浴についての認識があることから，妻の協力を得ることやEさんの認識に合わせた対応をすることで安心して入浴できる可能性がある．

2. 生活機能別の展開

清潔の関連図

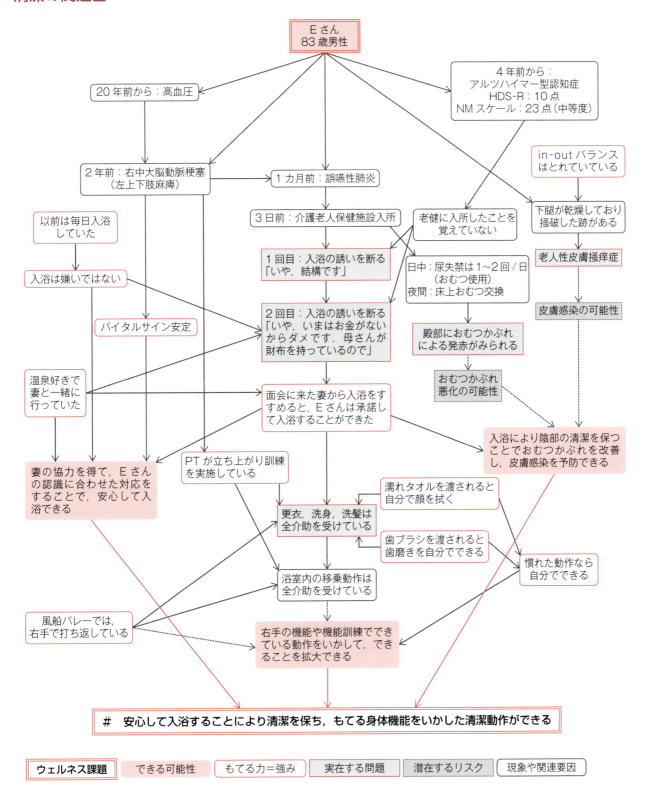

活動・休息についてのアセスメント

活動・休息のアセスメント項目と必要な視点

アセスメント項目	アセスメントに必要な視点
1. 活動	1) 身体状態 　・既往歴など 　・バイタルサイン 　・運動機能の状態 　・栄養状態 2) ADLやIADLの状態 　・FIM 　・N-ADL 3)「できる活動」と「している活動」 　・自発的にしている活動の有無 　・楽しそうにしている活動 4) 活動に影響する要因 　・認知機能の状態 　・感覚機能の状態 　・薬剤による影響 　・心理社会的影響 5) 活動の低下が日常生活に及ぼす影響 　・廃用症候群 　・褥瘡のリスクアセスメント 　・転倒のリスクアセスメント
2. 休息	1) 生活リズム 　・1日のスケジュール（自宅での生活を含む） 2) 休息の状態 3) 睡眠の状態 4) 不眠が日常生活に及ぼす影響 　・身体症状 　・薬剤による影響 　・心理社会的影響 5) 活動状況とのバランス

活動・休息のアセスメント展開

アセスメントの項目とEさんの情報	Eさんのアセスメント

1. 活動

1) 身体状態

(1) 心肺機能の状態
- 年齢：83歳
- 高血圧(70歳〜)：血圧測定は週2回，入浴前に実施，130〜150/80〜90mmHg
- 栄養摂取状況：必要エネルギー量1451.18kcal/日に比較して，約半分の700kcal/日しか摂取していないと見積もられ，かなりのエネルギー不足がみられる(p50参照)

→加齢と高血圧の既往により，心肺機能が低下している可能性がある．活動の前後に血圧の変動がないかを確認する必要がある．
→活動に必要なエネルギーを摂取できていない可能性があるため，適宜補食できるように工夫する必要がある．また，活動時に元気がない，応答が悪いなどの変化がないかを観察する．

(2) 運動機能の状態
- 脳梗塞後遺症(左上下肢の麻痺，右上肢の筋力低下)がある．Eさんは右利きである．
- MMT：右上下肢3
- FIM：移乗-ベッド・椅子・車椅子：3，トイレ：4，浴槽・シャワー：2，移動-歩行・車椅子：0，階段：1
- 手すりにつかまり30秒立位を保持できる．
- 寝返り，起き上がり，立ち上がりには介助が必要

→利き手の筋力が低下しているものの麻痺はなく，日常生活動作を行ううえで強みとなると考えられる．
→認知機能の低下により，尿意や便意の知覚機能が低下している可能性，的確に伝えられない可能性があるため，観察が必要である．
→排泄時の痛み，残尿(便)感などに関する情報がないため，確認が必要である．

⬆ Eさんの強みと援助の方向性
利き手の右手が健側であることが強みであり，活動に見合ったエネルギー摂取と意欲を支える介入により「できる活動」を増やせる可能性がある．

2) ADLやIADLの状態

> ❗ **ワンポイント・アドバイス**
> 1つひとつのADLの状態について「できること」「できないこと」をていねいにみていく必要がある．そして，「できること」が日常生活でいかされているかも確認することが重要である．また，「できないこと」は運動機能の影響でできないのか，認知機能の影響でできないのか，できない背景を見極めることで援助の方向性が定まっていく．

- FIM：45点/126点(p43参照)

→FIM総合点は45点で，126点満点中半分以下の点数である．しかし，FIMは「している活動」で評価するため，今後「できる活動」を日常生活に取り入れていくことでADLを拡大し，FIMの点数が改善する可能性があり，定期的に評価していく必要がある．

- N-ADLスケール：中等度(p44参照)

→N-ADLスケールの結果より，認知症によるADLへの影響が中等度であるため，運動機能のみでなく，認知機能も生活動作に影響していると考えられる．

3)「できる活動」と「している活動」

(1) できる活動(自発的にしている活動)
- 夕方，帰りたいときには，自ら車椅子を操作してさまざまなドアを開けようとする姿が見られる．
〈PTリハビリテーション〉
- 週2回(水・金)，30分/1回，訓練室で理学療法士(PT)による機能訓練を受けている．訓練メニューは，ホットパックによる温罨法，マッサージ，立ち上がり練習，平行棒内歩行練習である．

→普段は操作しない車椅子を「帰りたい」という強い目的をもったときには自分で操作している．このことから，Eさんは車椅子を操作する身体能力をもっているが，普段は，行きたい場所がわからない，やりたいことを思いつくことができない，操作方法を忘れているなどの理由で，車椅子を操作しないものと考えられる．Eさんの力を発揮できるよう，目的地を明確に示して自力操作を促すな

アセスメントの項目とEさんの情報	Eさんのアセスメント
・車椅子からの立ち上がり状況：両手で手すりなどにつかまれば，腰を少し支える程度で，自力で立ち上がることができる． ・立位保持状況：手すりなどに両手でつかまり，30秒ほど立位を保持できる． ・平行棒内の歩行：PTに後ろから腰を支えられながら3〜4歩は歩行できる． 〈自宅での様子〉 ・1カ月前に発熱，食欲低下，ADL低下があり，近医にて誤嚥性肺炎と診断され，治療目的で入院した．入院中，自力で立つことができなくなり，自宅での介護が困難になった． ・車椅子生活で，歩行は困難であったが，立ち上がり，立位は見守りで可能であった． ・ベッドをギャッチアップするとベッド柵につかまって起き上がり，端座位は自力で保持できていた． ・時々，車椅子を自分で操作してトイレまで行くことがあった． (2) している活動 ・要介護度：(半年前自宅) 要介護2→(施設入所時) 要介護4 ・ベッドからの起き上がりは全面的に介助されているが，端座位になるとベッド柵につかまり自力で保持できていた． ・ベッド-車椅子移乗時は，介助者がかかえるようにして全面的に介助されている． ・車椅子を使用しており，自力での操作はほとんどせず，職員が介助している． ・トイレ誘導：5時，9時，12時，15時，18時，21時 ・夜間はベッド上でおむつ交換(2時) ・トイレでは，立ち上がり，陰部を拭く，衣服の上げ下げを介助している． ・トイレ内の手すりにつかまることで立位を保持でき，ひとりで便座に座っていることができる． ・排尿時に洋式トイレに座るように促すと，「なに？ なに？」と戸惑って座ろうとせず，立ったまま排尿して衣服を濡らしてしまうこともあった． ・食事をセットアップすれば，右手でスプーンを持ち自力で摂取できるが，約50分たった頃に「疲れた」と言って食べるのをやめる． ・濡れタオルを渡されると自分で顔を拭くことができる． ・毎食後，口腔ケアを実施している．歯ブラシを渡すと自分の歯を磨くことができる．義歯洗浄は介助する． ・更衣は全面的に介助を受けている．	どのかかわりが必要である． ➡機能訓練では，立ち上がりや立位保持，平行棒内で支えられながらではあるが歩行も行っている．しかし，日常生活上の動作をみると，車椅子への移乗を全介助で行っているなど，Eさんが本来できると考えられる動作も介助しているようである．そこで，PTとも情報交換し，Eさんのもてる力を日常生活にいかす工夫が必要である． ➡Eさんは自力での座位保持と立位保持は可能であるが，陰部を拭く動作や衣服の上げ下ろしを行うほどの安定性はないため，現在の介助で適切であると考えられる． ➡施設のトイレが自宅と異なることに戸惑った可能性や，男性であるEさんには座って排尿する習慣がなく，「座ってください」と言われて戸惑った可能性がある． ➡自力で食事摂取できているが，時間がかかり疲労感も訴えているため，食事姿勢や摂食動作を観察し，使いやすい自助具の検討や，安楽な姿勢をとるための工夫が必要と考えられる． ➡洗顔時にタオルを渡された意味を理解して行動できているといえる．理解しやすい声のかけ方にも注意が必要な可能性がある． ➡歯ブラシを渡すと自分の歯を磨けることはEさんの強みである．義歯洗浄は全介助であるが，洗い方を見ることで方法を思い出せる可能性がある．自宅での状況を情報収集する必要がある． ➡上半身更衣はFIM3点という結果から中等度の介助，下半身更衣はFIM2点という結果から最大介助であることがわかる．麻痺のレベルやレクリエーションでの様子から右上肢の挙上は可能で，もっとできることがあると考えられる．認知機能の面から衣服の認識や着衣失行の状態なども観察して，自力でできることを身につけていく必要がある．

2. 生活機能別の展開

アセスメントの項目とEさんの情報	Eさんのアセスメント
・入浴時は，浴室まで車椅子で行き，車椅子を入浴用椅子の横につけ，全介助で移乗している．洗身，洗髪は全介助を受けている．	→機能訓練の様子から，移乗の全介助は過剰であると考えられる．しかし，浴室は滑りやすいため，床の水を拭くなどして転倒に注意しながら，少しずつ介助量を減らす工夫が必要であると考えられる． →洗身，洗髪については，健側の右手でできることは行ってもらい，できないことを介助することが必要である．

⬆ Eさんの強みと援助の方向性
「できる活動」が，まだ「している活動」になっていない部分があることから，今後，ADLを拡大できる可能性がある．

4）活動に影響する要因

（1）認知機能の状態

・4年前：アルツハイマー型認知症 ・HDS-R：10点（p44参照） ・NMスケール：23点，中等度（p45参照） ・N-ADLスケール：中等度（p44参照） ・多量の情報や抽象的な内容の理解は難しい． ・数分間は記憶を保持できる．また，昔のことや慣れ親しんだことはよく覚えている． ・具体例を交えて説明することにより理解できることも多い． ・日中はデイルームで車椅子に座って過ごす．自ら活動することはほとんどなく，ぼうっとしているように見える．時々，周りをキョロキョロと見まわしていることがある． ・デイルームの大きなテレビの前が定位置である．職員に誘導されて，そのままの位置で過ごしている． ・ADLへの影響は，3）「できる活動」「している活動」を参照	→N-ADLスケールより，認知症のADLへの影響は中等度であり，麻痺による運動機能の影響だけでなく，認知機能の影響によりできない生活動作も多いと考えられる． →見当識障害や実行機能障害のため，Eさんが1日の計画を立てること，スケジュールに沿って行動することは難しいと考えられる．また，時々キョロキョロしているのは，何をすべきかわからず困っている可能性もある．

（2）感覚機能の状態

・セットアップすれば食事を自力で摂取できる． ・職員が大きな声でゆっくりと挨拶するとにこやかに返してくれる．	→セットアップのみで自力摂取できていることから，食事を見分ける視力があると考えられる． →大きな声で話しかける必要があることから，聴力がやや低下していると考えられる．今後，視力・聴力を確認し，日常生活への影響の有無を観察する．

（3）薬剤による影響

・内服薬：フルニトラゼパム錠1錠（就寝前）	→高齢者に特有の薬物動態の変化により，フルニトラゼパムの長期服用が覚醒状態に影響していないか，ベンゾジアゼピン系薬剤の筋弛緩作用が増強してふらつきが生じていないかなど，注意深く観察する必要がある．

（4）心理社会的影響

・週2回の施設のレクリエーションに，職員の誘導で拒否することなく参加する． ・風船バレーでは，自分のところに来た風船を右手で跳ね返すことができており，成功して皆に褒められると笑顔もみられる． ・本人の意向：「早く家に帰りたい」 ・妻の意向：「夫も早く帰りたいと言っているので，ひとりで立てるようになったら自宅で介護したい」	→日中はデイルームでぼうっとしていることが多く活動的ではないが，週2回のレクリエーションには参加している．とくに風船バレーに好んで参加しており，良い刺激となっていると考えられる． →ボールを打ち返すために上肢を動かすことで，運動機能にも良い効果を与えると考えられる． →Eさんは自宅に帰ることを希望している． →妻も，Eさんがひとりで立てるようになれば自宅で介護することを望んでいる． →健側上下肢の筋力を維持・向上させ安定した立位をとれること，ADLを拡大していくことが，Eさん本人と妻の望みをかなえることにつながるといえる．

⬆ Eさんの強みと援助の方向性
自ら「できる活動」があることから，適宜声をかけ，活動を促す援助が必要である．日中の活動を増やせる可能性がある．

第3章 看護過程の実際 ――事例展開

アセスメントの項目とEさんの情報	Eさんのアセスメント
5) 活動の低下が日常生活に及ぼす影響 **(1) 廃用症候群** ・要介護度：(半年前自宅) 要介護2→(施設入所時) 要介護4 ・ベッドからの起き上がりは全面的に介助されているが，端座位になるとベッド柵につかまり自力保持できる． ・ベッド−車椅子移乗時は，介助者がかかえるようにして全面的に介助されている． ・車椅子を使用しており，自力での操作はほとんどせず，職員が介助している． ・日中は自ら活動することはほとんどなく，デイルームの大きなテレビの前で，ぼうっとしている． 〈自宅での様子〉 ・1カ月前に誤嚥性肺炎で入院し，入院中に自力で立てなくなり，自宅での介護が困難となった． ・車椅子生活で，歩行は困難だったが，立ち上がり，立位は見守りで可能であった． ・ベッドをギャッジアップすると，ベッド柵につかまって起き上がり，ひとりで端座位をとれていた． ・車椅子を自分で操作してトイレまで行くことが時々あった．	→関節拘縮や廃用性の萎縮についての情報はないが，廃用性の筋力低下があることから，二次障害の予防も重要である． →見当識障害や実行機能障害により自ら活動を始められず，座ったままの生活である．認知機能がさらに低下する可能性があるため，適宜，活動を促す声かけや介助が必要であると考えられる． →自宅でも歩行は困難であったが，立ち上がりや立位は見守りでできる状態であり，自分で車椅子を操作できていた．現在できない原因として，入院中の安静により活動量が低下し，廃用性の筋力低下が生じていると考えられる．機能訓練と日常生活動作を維持・拡大するなかで自宅でのADLに近づけていく必要がある．
(2) 褥瘡のリスクアセスメント	

> **❗ワンポイント・アドバイス**
> 褥瘡発生には，栄養，排泄，活動，清潔というすべての生活機能が関係するため，各生活機能における援助でも褥瘡予防を視野に入れたかかわりが必要である．

・ブレーデンスケール (p33参照)： 　総合評価11点 (知覚2点，湿潤2点，活動性2点，可動性2点，栄養状態2点，摩擦とズレ1点) ・圧迫による臀部の発赤はないが，おむつかぶれはある．	→知覚〈2点〉：左上下肢に麻痺があるため，身体の1/2以上にわたって同一部位が圧迫されることによる痛みや不快感を認知することが完全ではないと考えられる．また，認知症により，不快感に対応した有効な除圧や体位変換ができない可能性がある． →湿潤〈2点〉：尿失禁に伴うおむつかぶれもあることから，かなりの湿潤状態があると考えられる (p61参照)． →活動性〈2点〉：週2回のレクリエーションと機能訓練を行っているが，1日の多くの時間を車椅子に座って過ごしており，自ら操作することもほとんどない状況から，活動性は限られていると考えられる． →可動性〈2点〉：左上下肢に麻痺があり，右上下肢に筋力低下がある．機能訓練では支えにより数歩の歩行はできるが，日常生活では自ら立ち上がる様子や，歩く様子はみられず，可動性は限られているといえる． →栄養状態〈2点〉：食事摂取量の不足，体重の減少がみられる．また，TP・Alb値 (p42参照) から，栄養状態が低下していると考えられる．Alb3.5g/dL以下では褥瘡リスクが高く，3.2g/dLであるEさんは早急に改善する必要がある．さらに，体重減少により異常骨突出がある可能性もあり，観察が必要である． →摩擦とズレ〈1点〉：食事時に姿勢が左側に傾いていることがあり，ズレを起こしている可能性が高い．また，立ち上がり動作など一部自力でできる動作もあるが，ズレを生じずに動くことは難しいと考えられる．

2. 生活機能別の展開

アセスメントの項目とEさんの情報	Eさんのアセスメント
	→総合評価〈11点〉：施設や自宅においては17点以下で要注意とされ，Eさんは褥瘡発生リスクがあるといえる．現在は圧迫による発赤はないが，褥瘡好発部位の皮膚の観察や体位変換を行い，褥瘡が発生しないよう注意する必要がある．
(3) 転倒のリスクアセスメント ・転倒・転落リスクアセスメント（p32参照）： 　29点，危険度Ⅲ（年齢2点，既往歴0点，感覚0点・0点，運動機能障害3点・1点，活動領域0点・2点・0点・1点，認識力4点，薬剤2点・1点，排泄3点・1点，病状0点・1点，患者特徴4点・3点・1点）	→転倒・転落アセスメントシートの評価スコア合計点は29点で，危険度Ⅲの「転倒・転落をよく起こす」状態であり，注意が必要である． →各分類の評価スコアをみると，認知力の点数が高くなっている．これは認知症によって危険予測や危険回避の能力が低下し，転倒リスクに大きく影響しているといえる． →日中はぼうっと過ごすことが多く活動的ではないが，帰宅願望が強くなる夕方には，車椅子を操作して動き回ったり，ドアを開けたりするなど活動的になり，転倒・転落のリスクが高くなる．よって，とくに夕方は本人が安心できるかかわりと安全に行動できる見守りができるように配慮する必要がある． →転倒のリスクが高いことを理由に行動を制限してしまうと，Eさんは不信感をもったり，活動範囲が狭められたりする可能性があるため，Eさんのしたいことを安全に行えるよう援助することが重要である．

⬆ Eさんの強みと援助の方向性
肺炎による入院で安静を強いられたことにより廃用症候群を起こしたと考えられる．施設でのADLは自宅でのADLと比較して低下しているため，少しずつ自宅でのレベルに近づけるようADLを拡大する必要がある．ブレーデンスケールで「褥瘡発生リスクあり」，転倒・転落アセスメントで「転倒・転落をよく起こす」（危険度Ⅲ）と評価された．

2. 休息

1) 生活リズム ・Eさんの1日のスケジュール（p42参照）	→Eさんは施設のスケジュールに沿って生活しているが，自宅での長年の生活リズムと比較し，大きな差がある場合には，その影響がないかどうか注意する必要がある．

⬆ Eさんの強みと援助の方向性
過去の生活習慣についても確認していく必要がある．

2) 休息の状態

> **❗ ワンポイント・アドバイス**
> 適切な休息が得られているかの判断は，本人の訴えも重要であるが，認知症などで適切な訴えが難しい人の場合は，過去の習慣，夜間や日中の様子などを総合して判断する必要がある．

・日中はデイルームで車椅子に座って過ごす． ・デイルームの大きなテレビの前が定位置で，職員に誘導された後，そのままの位置で過ごしている． ・自ら活動することはほとんどなく，ぼうっとしているようにみえる．時々，周りをキョロキョロと見回していることがある．	→見当識障害で時間がわからなくなっていること，遂行機能障害で自ら行動を起こしにくいことから，日中の活動量が減少しやすい．それにより夜間の不眠を招き生活リズムが乱れる場合があるため，日中の活動と休息の状況をみてリズムに乱れが生じていないかを随時確認する必要がある．

第3章 看護過程の実際 ──事例展開

アセスメントの項目とEさんの情報	Eさんのアセスメント
⬆ Eさんの強みと援助の方向性 生活リズムを随時確認する必要がある.	
3）睡眠の状態 ・夜間睡眠時間：約8時間 ・午睡時間：約40分	➡夜間睡眠は約8時間で，夜間覚醒の情報はないことから，良眠できていると推測されるが，確認が必要である. ➡現在の睡眠がEさんにとって適切かどうかを検討するためには，自宅での睡眠習慣を確認する必要がある.
⬆ Eさんの強みと援助の方向性 良眠できていると思われるが，自宅での睡眠習慣を確認する必要がある.	
4）不眠が日常生活に及ぼす影響 ・歌の会では，童謡をみんなで歌う場面でもウトウトしていることが多い.	➡歌の会でウトウトすることが，睡眠不足のためなのか，内容に興味がないためなのかを確認し，夜間睡眠や午睡時間が適当であるかを検討する.
⬆ Eさんの強みと援助の方向性 現在のところ，明らかに休息が阻害されていると思われる情報はないが，今後も継続して情報収集していく.	
5）活動と休息のバランス	➡Eさんにとってどの程度の活動が妥当なのか，現時点での判断は難しい．しかし，筋力維持や活動性向上のためには，適切な休息と活動のバランスを探る必要がある．機能訓練のない月・火・木の活動状況と翌日の疲労度などを検討することが望まれる．また，バイタルサインや覚醒状況をもとに日中の活動時間を慎重に増やし，活動体制を強化していく必要もある.

2. 生活機能別の展開

活動・休息の関連図

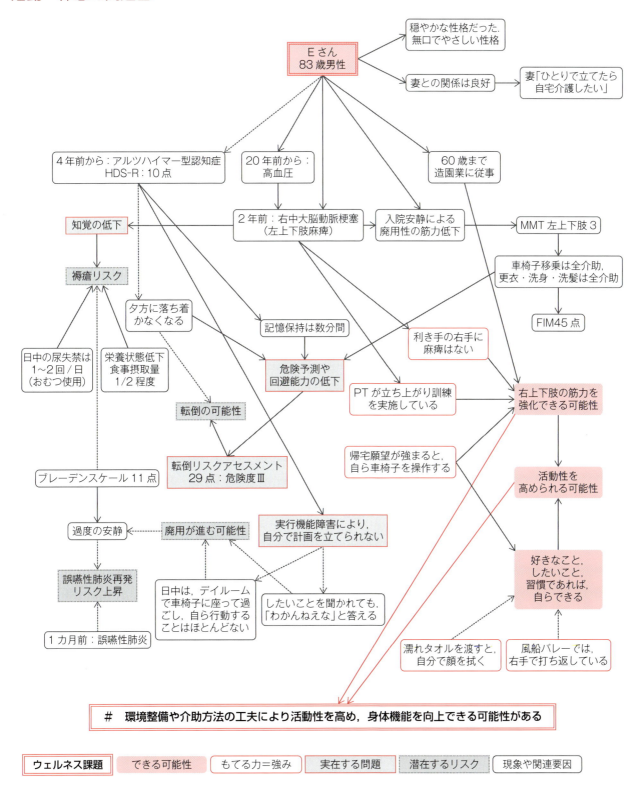

認知機能についてのアセスメント

認知機能のアセスメント項目と必要な視点

アセスメント項目	アセスメントに必要な視点
1. 認知機能の状態	1) 記憶障害 ・記憶保持時間（短期記憶，長期記憶の状況） ・記憶保持能力（手続き記憶，エピソード記憶，意味記憶などの状況） ・他の疾患との鑑別（うつ，せん妄，正常圧水頭症，甲状腺機能低下症，薬の影響など） ・認知症の種類（アルツハイマー型，脳血管性，レビー小体型，前頭側頭型） ・認知機能の評価スケール（表2-19） 2) 見当識障害 ・時間，場所，人物を正しく認識したり，位置づけたりできる能力 3) 遂行（実行）機能障害 ・判断・計画機能 ・自己決定，選択能力 ・スケジュール管理 ・作業継続能力 4) 失語 ・聴覚的理解 ・言語表現力 ・補助具使用の状況（眼鏡，補聴器） 5) 失行 ・身体機能と生活機能の状況 ・着衣失行 6) 失認 ・視覚機能と物体認知 ・半側空間無視 7) 感覚器の状態（味覚，触覚，嗅覚） 8) 行動・心理症状（BPSD）の有無（表2-18）
2. 心理社会的側面	1) その人らしいあり方を知る ・これまでの人生背景，生活習慣 ・過去の職業や社会的役割 ・宗教活動などの有無 ・長い人生における価値観 ・誇りにしていることは何か ・得意なことやできそうなことは何か ・どのようなことで楽しそうにしているのか（笑顔はどのようなときに見られるか） ・どのようなことで不快そうにしているのか（BPSDの出現も含む） ・今後の望みは何か 2) 社会参加や他者との関係性を知る ・家族構成や関係性 ・家族の健康状態や介護に対する思い ・利用者同士の関係 ・社会参加の状況 ・言語・コミュニケーション能力

2. 生活機能別の展開

3. 日常生活への影響	1) 中核症状が日常生活に与える影響 ・記憶力や見当識の状態 ・失行，失認，実行機能障害などの状態 2) 各生活機能における「わかること」「わからないこと」 ・食事 ・排泄 ・清潔 ・運動-休息
4. 安全・健康管理への影響	1) 日常的な健康管理 ・栄養，排泄，運動，休息などの状態 ・本人の健康管理能力 2) 体調の異変の早期発見 ・本人の症状の訴えの有無 ・いつもと違う様子の有無 ・フィジカルアセスメントによる客観的な観察 3) 事故の危険性の有無 ・本人の危険を予測する能力

認知機能のアセスメント展開

アセスメントの項目とEさんの情報	Eさんのアセスメント

1. 認知機能の状態

1) 記憶障害

> **❗ ワンポイント・アドバイス**
> 認知機能をアセスメントする際には，まず認知症の状態を，既往歴，認知機能評価スケールなどにより客観的に把握する必要がある．また，視覚，聴覚などの五感が認知機能に影響している場合もあるため，あわせてアセスメントすることが重要である．

(1) 記憶保持時間・記憶保持能力
- 「桜・猫・電車」を復唱（HDS-R）
- 計算は「わかんないな」（HDS-R）
- 数字の逆唱「わかんないわ」（HDS-R）
- 「タバコあったべさ　お金と」（HDS-R）
- 野菜の名前9個想起（HDS-R）
- 生まれ育った町のことや草花の話になると，時々つじつまが合わないこともあるが，生きいきと語ってくれる．
- 職員が花の写真を指差して名前を聞くと，8割くらいは正しく教えてくれる．

→HDS-Rでは，桜・猫・電車の即時復唱や隠した物を一部思い出すことができたが，遅延再生では忘れてしまったため，記憶を保持できる時間は数分であり，短期記憶が低下していると考えられる．また，数字よりも物や野菜などの意味記憶が残っている．

→花の名前，生まれ育った町については正確に答えていることから，意味記憶と長期記憶が保たれている．記憶を失っている部分もあるが，発言を訂正することなく，Eさんに合わせてはじめて話すかのように接するなど，自尊心を傷つけない配慮が必要である．

(2) 他の疾患との鑑別・BPSD
- フルニトラゼパム錠1錠（就寝前）を入所前から服用

→ベンゾジアゼピン系・中間型の睡眠薬を長期間服用しており，薬物代謝の遅延，蓄積した薬物による覚醒状態，注意機能の低下などの弊害がないか，注意深く観察する必要がある．

アセスメントの項目とEさんの情報	Eさんのアセスメント
・うつ状態やせん妄に関する情報はない.	→入所から3日が経過しているが，家に帰ろうと落ち着かない様子がみられているため，慣れない施設生活で気分に落ち込みがないか今後観察していく必要がある.
・夕方の職員交代の時刻になる頃に，そわそわして「そろそろ帰らないと」「母さんはどこに行った？」などと言いはじめ，自ら車椅子を操作してさまざまなドアを開けようとする姿がみられる. (3) 認知症の種類 ・アルツハイマー型認知症 (79歳〜) ・右中大脳梗塞発症 (81歳) (4) 認知機能の評価スケール ・HDS-R：10点 (p44参照) ・NMスケール：23点, 中等度 (p45参照) ・N-ADLスケール：中等度 (p44参照)	→現在，せん妄の誘因となる体調の悪化や睡眠状態の変調はみられず，せん妄状態の可能性は低いが，夕方に落ち着かない様子になるため，せん妄との関連を注意深く観察していく必要がある. →アルツハイマー型認知症と診断されているが，脳梗塞後遺症による認知症症状を併発している可能性もある. →HDS-Rは10点で，正常ラインである21点を大きく下回り，NMスケール，N-ADLスケールの結果からも，中等度の認知症であることがわかる．アルツハイマー型認知症は記憶障害が先行し，徐々に生活機能に支障をきたす．言語の聴覚的理解や言語的表現力が低下し，失語になることもある．Eさんは聴覚がやや低下している可能性はあるが，視機能が低下している様子はないため，「わかる」言葉や物をていねいに確認しながらかかわることが大切である．写真集を見て花の名前を正確に答えることから，視力は維持されているといえるが，どの程度小さいものまで見えているかは確認が必要である. →これらの認知機能の状況から，Eさんが主体的に取り組めることや，自己決定・自己選択が可能となる働きかけをこれまでの生活や入所後の行動を参考に模索する必要がある．また，着衣動作や空間認識に関する状況も確認していく必要がある. →BPSDやせん妄の発症を予防する観察や働きかけが必要であること，過去の慣れ親しんだ記憶を活用することにより，認知機能が維持できる可能性がある.

⬆ Eさんの強みと援助の方向性
具体的な働きかけや配慮によって，Eさんの認知機能を維持・向上できる可能性がある.

2) 見当識障害 ・NMスケールより，失見当識がかなりあるが，看護師，医師などの見分けはできる. ・年月日，場所の問いに答えられない．(HDS-R)	→時間，場所の失見当識はあるが，家族と他人の区別はある程度できている.
3) 遂行 (実行) 機能障害 ・日中はデイルームで車椅子に座って過ごす. ・日中のトイレは誘導されている. ・自ら何かをする様子はみられないが，指示されれば簡単なことはしようとする．(NMスケール) ・レクリエーションやその他の活動に自主的に取り組んでいるという情報はない. ・職員が季節の花の写真集をEさんの目の前に置くと，自分でめくって見ていることがある. ・中学校を卒業してから40年以上造園業に従事し，仕事熱心であった.	→施設のスケジュールに合わせて行動しているが，自分の意思で行動する様子や，生活の流れを組み立てる様子はみられない. →指示を理解して行動に移す能力はあり，好きなことであれば自ら行動を起こすこともできると考えられる. →仕事熱心であったことから，必要な状況判断や決定を日常的に行えていたと推測できる．しかし，入所後の自律的な行動についての情報が少ないため，現在，自主的にできることやしたいことがあるのかは不明である.

2. 生活機能別の展開

アセスメントの項目とEさんの情報	Eさんのアセスメント
4）失語・失行・失認 ・補聴器使用の情報はない． ・簡単な指示を理解できる． ・簡単な質問に答えられる． ・道具や物の取り扱いの情報はない． ・味覚，触覚，嗅覚に関する情報はない． ・着衣失行，空間無視に関する情報はない． ・排尿時に洋式トイレに座るように促すと，「なに？ なに？」と戸惑って座ろうとせず，立ったまま排尿して衣服を濡らしてしまうこともあった．	➡Eさんは「わかる」ことも多いが，「わからない」ために混乱してしまうことがある． ➡自宅と異なる施設のトイレに戸惑った可能性や，もしくは男性であるEさんに座って排尿する習慣がなく，「座ってください」と言われて戸惑った可能性がある．

⬆ Eさんの強みと援助の方向性
「わかること」を見出し，介入することによって，生活機能を維持・向上していくことが重要である．

5）行動・心理症状（BPSD）の有無 ・施設に入所して3日が経過している． ・夕方の職員交代の時刻になる頃に，そわそわして「そろそろ帰らないと」「母さんはどこに行った？」などと言いはじめる． ・自ら車椅子を操作してさまざまなドアを開けようとする姿がみられる．それを職員が制止しようとすると，「うるさい！ 俺をだましているのか！」と興奮しはじめる．	➡BPSDと考えられる興奮状態が，身体的苦痛と関連しないかを確認するとともに，Eさんの自由意志を阻害することで生じていないかを検討する必要がある．

2. 心理社会的側面

> **❗ワンポイント・アドバイス**
> 認知症高齢者は，自分の置かれている状況を正確に把握できなかったり，気持ちをうまく表現できなかったりすることが多い．そのため，本人がどのように感じているのか，何を望んでいるのかを，本人の言動や生活歴，家族からの情報などから多角的に情報収集し，「その人らしさ」を統合していく必要がある．

アセスメントの項目とEさんの情報	Eさんのアセスメント
1）その人らしいあり方を知る **（1）これまでの人生背景など** ・職業：無職（元造園業） ・性格：職人気質で無口だった．頑固なところもあるが，基本的にやさしい人だった．（妻の情報） ・自宅で大声を出したり，怒ったりすることはほとんどなく，どちらかというと穏やかな人だった． ・草花の話になると，時々つじつまが合わないこともあるが，生きいきと語ってくれる． ・本人の意向：「早く家に帰りたい」 **（2）得意なことやできそうなことは何か** ・職員が季節の花の写真集をEさんの目の前に置くと，自分でめくって見ていることがある． ・職員が花の写真を指差して名前を聞くと，8割くらいは正しく教えてくれる．	➡職人気質で頑固な性格であるとのことから，「納得できないことはしない」「誇りを大切にする」などの気持ちが強いことが予測される． ➡反面，Eさん自身が理解され，Eさんのペースに合った生活を送ることで，本来のやさしく穏やかな人柄で生活することもできる． ➡自ら行動を起こすことの少ないEさんが写真集のページをめくる様子がみられた．これは造園業という植物とかかわりの深い職業に就いていたことが関連していると考えられる．身近に植物に触れられる環境をつくることで，Eさんの快感情を呼び起こすことにつながると考えられる．

アセスメントの項目とEさんの情報	Eさんのアセスメント
(3) どのようなことで楽しそうにしているのか （笑顔はどのようなときにみられるか） ・生まれ育った町のことや草花の話になると，時々つじつまが合わないこともあるが，生きいきと語ってくれる． ・風船バレーでは，自分のところに来た風船を右手で跳ね返すことができ，成功して皆に褒められると笑顔もみられる． ・テレビの内容について聞いても「わからない」というが，時代劇はじっと観ていることが多い．	→生まれ育った町についても生きいきと話す様子から，Eさんにとってこれらの記憶は楽しい思い出であるといえる． →風船バレーはルールがわかりやすく楽しめるようである．また，体を動かすことが好きな可能性もある． →皆に褒められ笑顔となっていることからは，人とのかかわりや褒められることがEさんの嬉しさや楽しさにつながる可能性がある． →これらのことからEさんは，もとの職業に関連した植物のことや，記憶の鮮明な故郷のこと，また，ルールがわかりやすいゲームなどにより，人とかかわり，気分転換を図れる可能性がある． →認知症による言語理解能力の低下や視覚情報処理能力の低下などにより，テレビの内容を理解することは難しいようである．ただ，時代劇は昔から親しんでいたのか，興味があるようである．
(4) どのようなことで不快そうにしているのか（BPSDの出現も含む） ・3日前に施設に入所した． ・夕方の職員交代の時刻になる頃に，そわそわして「そろそろ帰らないと」「母さんはどこに行った？」などと言いはじめる． ・自ら車椅子を操作してさまざまなドアを開けようとする姿がみられる．それを職員が制止しようとすると，「うるさい！俺をだましているのか！」と興奮しはじめる．	→夕方に落ち着かなくなることがあり，施設入所という大きな環境変化により，やや混乱している様子がみられる．Eさんの希望は「家に帰りたい」ことであり，ここが「自宅ではない」ことはわかるが，記憶障害により「ここがどこなのか」「なぜここにいるのか」がわからずにいると考えられる． →もともと穏やかなEさんが大声を出す様子から，職員の制止を「自分が不当に閉じ込められている」と感じてしまうようである．そのため，Eさんの訴えを親身に受け止め，時には一緒に外に出てみるなどの対応が必要である． →夕方にきまって「帰る」と言う場合は，夕方になる頃にEさんの気が紛れる作業（植物の世話等）をするなど，施設での生活に役割をもち，安心して過ごせるようにすることも効果がある可能性がある．
(5) 今後の望みは何か ・本人の意向：「早く家に帰りたい」	→Eさんが施設での生活を心地良いと感じること，長年親しんだ役割を再現することで，落ち着かなくなる頻度も減る可能性がある．また，不安な気持ちを受け止め，本人の楽しみや得意なことに働きかけていく必要がある．実行機能障害などから，自らしたいことを思いついたり，作業を始めたりすることが困難であり，有効なストレス解消や気分転換を図ることが難しいため，好きな作業や役割を見つけられるような援助が必要である．

⬆ Eさんの強みと援助の方向性
Eさんが好きな作業や役割をもつことで，主体的な判断や行動が可能となり，BPSDを起こすことなく穏やかに生活できる可能性がある．

2) 社会参加や他者との関係性を知る

(1) 家族構成や関係性 ・家族：妻（78歳）は自宅に1人暮らし．健康状態は良好だが腰痛があり，重い荷物を持ち上げたり長い時間歩いたりすることは困難である．	→妻の介護負担を軽減するため，利用する社会資源を見直す必要がある．

2. 生活機能別の展開

アセスメントの項目とEさんの情報	Eさんのアセスメント
・妻は夫の面会に週1回来る.	→ 妻は定期的に面会に来る.自宅での介護を希望していることからEさんのことを大事に思っており,夫婦関係は良好であると考えられる.
・長男(53歳)と次男(50歳)が離れて暮らしていて,年に2回程度帰省する.	→ 息子家族について情報収集が必要であるが,帰省も1年に2回程度であることから,Eさんの介護に直接的な協力は難しいと思われる.
・面会時,長男のことはわからなかった.	→ Eさんが長男のことをわからなかったのは,離れて暮らしていることに加えて,Eさんの記憶にある息子と53歳になった息子の間にイメージのギャップがあったからである可能性がある.
(2) 家族の健康状態や介護に対する思い	
・妻の意向:「夫も早く帰りたいと言っているので,1人で立てるようになったら自宅で介護したい」	→ Eさんの望みは「家に帰ること」であり,妻も自宅での介護を希望している.望みを叶えるためにも,生活機能を向上する援助は重要である.
・日中はデイルームで車椅子に座って過ごす.	
・デイルームの大きなテレビの前が定位置で,職員に誘導された後,そのままの位置で過ごしている.	
・自ら活動することはほとんどなく,ぼうっとしているようにみえる.時々,周りをキョロキョロと見回していることがある.	
(3) 利用者同士および職員を含む他者との関係	
・他の入所者と会話することはほとんどなく,たまに話しかけられても短い返答をするのみである.	→ 他の入所者への返答は短いが,職員が大きな声で挨拶するとにこやかな反応がみられることから,Eさんは対人関係を好まないわけではないと考えられる.
・職員が大きな声でゆっくりと話すと,にこやかに返してくれる.	→ Eさんは,他の入所者の言葉をしっかり聞き取れていないか,理解できていない可能性がある.職員のように大きな声でゆっくりと話すとEさんも理解しやすいと考えられるため,他の入所者との会話では,距離を近づけたり,職員が会話の橋渡しをしたりするなどの工夫が必要である.また,できるだけ同じ職員がかかわるなど,Eさんが周囲の人との関係性を早期に構築できる援助をする必要がある.
(4) 社会参加の状況	
・施設のレクリエーションは職員の誘導により拒否することなく参加する.	

↑ Eさんの強みと援助の方向性

妻へのサポートを検討し,Eさんの周囲との関係性を構築することにより,Eさんの望みである自宅に帰るための準備を整えられる可能性がある.

3. 認知機能低下が日常生活に及ぼす影響

1) 中核症状が日常生活に与える影響

> **❗ワンポイント・アドバイス**
>
> ここでは,認知機能が日常生活に及ぼす影響をアセスメントしているが,この他に身体可動性が日常生活に及ぼす影響もあわせて総合的にアセスメントすることで,「できない」のは認知機能の低下のためか,運動機能の低下のためか,または両方が影響しているのかを明確にすることができる.これらをふまえて,Eさんの日常生活動作の自立に向けた援助の方向性を考える必要がある.

アセスメントの項目とEさんの情報	Eさんのアセスメント
(1) 記憶力や見当識の状態 ・毎日顔を合わせている職員にも，初対面のようにていねいな挨拶をする． ・食後20分くらいしてから職員が「食事はおいしかったですか？」と聞くと，Eさんは「いや，まだ食べていないから」と答える． ・生まれ育った町のことや草花の話になると，時々つじつまが合わないこともあるが，生きいきと語ってくれる． ・職員が季節の花の写真集をEさんの目の前に置くと，自分でめくって見ていることがある． ・職員が花の写真を指差して名前を聞くと，8割くらいは正しく教えてくれる． (2) 失行，失認，実行機能障害などの状態 ・日中はデイルームで車椅子に座って過ごす． ・自ら活動することはほとんどなく，ぼうっとしているようにみえる．時々，周りをキョロキョロと見回していることがある． ・職員が「何かしたいことありますか？」と聞いても，Eさんは「わかんねえな」と会話が途切れがちである．	➡日中，ぼうっと過ごしている様子や，要望を聞いても何をしたらよいかわからない様子がみられる．記憶障害や実行機能障害などが影響していると考えられるが，Eさんの状態から主体的にアイデアを考えることは難しいと考えられるため，好きなことや興味をもてることを予測して，具体的に提案する必要がある． ➡Eさんにとって馴染みの環境となるよう，かかわる職員をなるべく統一したり，施設の日課に慣れる日程表をわかりやすい場所に提示したりする工夫が必要である． ➡各生活機能の様子から，自宅では現在よりできることが多かった様子がうかがえる．Eさんは昔の記憶が保持されているため，住み慣れた自宅ではトイレの場所がわかっていたと考えられる．また，妻と静かに過ごす環境では要望を表現しやすく，安心できるため，落ち着いて過ごせていたのではないかと考えられる． ➡施設入所という環境の変化が，Eさんの自立性を失わせている可能性がある．よって，自宅でできていた部分を家族に確認し，施設においてもできる部分を発揮できるように援助する必要がある． ➡Eさんが現在の生活に馴染み，自宅で行っていたことを継続して実施することにより，少しずつ日常生活機能を再獲得していける可能性がある

🏠 Eさんの強みと援助の方向性

記憶機能低下が影響を及ぼしている各生活機能のなかには，環境調整や働きかけによりできる可能性のあるものも多い．

2) 各生活機能における「わかること」「わからないこと」

> **❗ワンポイント・アドバイス**
>
> 各生活機能については，ゆったりとした静かな環境を整えることでその人なりの自己表現ができたり，援助者が具体的な例示を交えて説明するなどの工夫をすることで理解できたりすることが多いため，現在よりも自立度を高められる可能性があると考えられる．

(1) 食事 ・食事はセッティングすればひとりで摂取できる． ・テレビや職員の動きに気をとられて，よそ見をしたまま食べ物を口に入れたり，手が止まっていたりする． (2) 排泄 ・そわそわしたり，もぞもぞ動いたりすることがあり，その時にトイレ誘導すると排尿することがある．また，回数は少ないが，「トイレ」と職員に言ったことがある．	➡認知症があるが，食べはじめは順調であるため，食物に対する認知や食前の食欲には問題がないものと思われる． ➡テレビの刺激やせわしない職員の動きが注意を散漫にさせ，食事に集中できていない様子である．食事から注意がそれることで誤嚥を引き起こす危険もあるため，静かな環境を整備する必要がある．食事をしていること自体を忘れてしまう可能性もあるため，食事に集中しやすい環境整備や適宜声かけが必要である． ➡施設入所後のEさんが失禁してしまうようになった原因として，見知らぬ場所で見知らぬ人（職員）に尿意を伝えにくい可能性，また，忙しく働く職員にタイミングよく声をかけられない可能性が考えられる．尿意を伝えられる場合もあるため，職員はゆっくり行動したり，少しEさんのそばに留まったりするなど，Eさんが声をかけやすい雰囲気づくりを心がける必要がある．

アセスメントの項目とEさんの情報	Eさんのアセスメント
・排尿時に洋式トイレに座るように促すと,「なに？ なに？」と戸惑って座ろうとせず,立ったまま排尿して衣服を濡らしてしまうこともあった. ・自宅では,尿意,便意があるときに自ら知らせることができており,失禁はなかった. ・自宅では,時々,自分で車椅子を操作してトイレに行くことがあった.	→自宅と異なる施設のトイレに戸惑ったのか,もしくは男性であるEさんは「座って排尿する」という習慣がなく,「座ってください」と言われて戸惑った可能性があるため,妻に確認する. →職員が,Eさんが尿意を感じたときの微妙な変化を読み取れていなかったことが考えられる.
(3) 清潔 ・口腔ケアは,歯ブラシを渡すと自分で歯を磨くことができる. ・洗顔は,濡れタオルを渡されると自分で顔を拭くことができる. ・更衣は,全面的に介助を受けている. ・入浴は,風呂場まで車椅子で行き,車椅子を入浴用椅子の横につけ,全介助で移乗している.洗身,洗髪は全面的に介助を受けている. ・入所2日目に,職員が入浴に誘うと「いや,結構です」と言い,応じないことが多い.職員が「しばらく入っていないから入りましょう」「お手伝いしますから入りましょう」などと誘っても「いまはいいです」と断ってしまう. ・入所3日目に,職員が「温泉に行きましょう」と誘うと,Eさんは「いや,いまはお金がないからダメです.母さんが財布を持っているので」と断った.	→歯ブラシやタオルを渡された意味を理解して行動できているといえる.理解しやすい声のかけ方にも注意が必要な可能性がある.また,実際にタオルを見せて,顔を拭く動作を見せるなどの工夫が必要なこともあるため観察する必要がある. →更衣は全介助であるが,衣服の認識や着衣失行の状態を観察し,健側を使って自力でできることがないか確認する必要がある. →Eさんが入浴を断る理由については,もともとの入浴習慣を確認する必要があるが,「お金がないので」という言葉から,施設での入浴にはお金が必要であると思っている可能性が高い.Eさんが安心して入浴できるようにお金の心配はいらないことを伝える必要がある.
(4) 活動・休息 ・車椅子を使用しており,自力での駆動はほとんどせず,職員が介助している. ・夕方,帰りたいときには,自ら車椅子を操作してさまざまなドアを開けようとする姿がみられる. ・自宅では時々車椅子を自分で操作していた. ・FIM：セルフケア-食事4,更衣(上半身)3 ・MMT：右上下肢3 ・60歳まで造園業に従事 ・歌の会では,童謡をみんなで歌う場面もあるが,ウトウトしていることが多い. ・風船バレーでは,自分のところに来た風船を右手で跳ね返すことができており,成功して皆に褒められると笑顔もみられる.	→Eさんは普段操作しない車椅子を,「帰りたい」という強い目的をもったときには自分で操作している.このことから,車椅子を操作する身体能力をもっているが,普段は,行きたい場所がわからない,やりたいことを思いつかない,操作の仕方を忘れている,などの理由から操作しないものと考えられる.操作する力を発揮できるよう,目的地を明確にして自力操作を促すなどのかかわりが必要である. →Eさんには健側上肢の筋力がある程度残っていることから,積極的に活用することで筋力の維持・増強が期待できる. →歌の会にはあまり興味がないようである.もともと歌を好きではないのか,それとも,歌が聞こえない,歌詞カードが見えない,読めない,などの理由がないか確認が必要である. →風船バレーはルールがわかりやすいためか楽しめているようである.バレーは楽しみだけでなく,身体的なリハビリテーションにもつながるため,今後もすすめていく.

[Eさんの強みと援助の方向性]

認知機能の低下が日常生活機能に及ぼす影響もあるが,Eさんには「わかること」も多く,環境整備,理解度を高める工夫,活動目的の明確化により,Eさんの自立度を高められる可能性が高い.今後,「わかりそうなこと」「できそうなこと」の能力にはたらきかけることで,現在の生活機能を維持・拡大していける可能性がある.

アセスメントの項目とEさんの情報	Eさんのアセスメント
4. 安全・健康管理 1) 日常的な健康管理 (1) 栄養, 排泄, 運動, 休息などの状態 ・各生活機能のアセスメントを参照	→尿意を言葉で表現しないことから, 疾患の悪化や薬の副作用が出現しても, 症状を正確に伝えられない可能性がある. →Eさんの様子を観察し, 微妙な変化(認知力の低下や活気がないなど)を見逃さないよう注意が必要である. 夕方になると落ち着かない様子がみられるが, 日中はみられないことから, 体調の異変によるものではないと考えられる.
(2) 本人の健康管理能力 ・Eさんの認識・治療継続・自己管理などについての詳細な情報は得られていない. 〈既往歴〉 ・脳梗塞後遺症(81歳のとき, 右中大脳梗塞発症, 左上下肢麻痺および右上肢の筋力低下) ・高血圧(63歳～):内服治療中 ・認知症(79歳～) 〈健康管理〉 ・血圧測定は週2回, 入浴前に実施:140～154/90～98 mmHg	→脳梗塞の既往があり, 現在も高血圧の内服治療中であるため, 血圧値の変動に注意し, 脳梗塞の再発を予防する必要がある. →既往に関するEさんの認識・治療継続・自己管理などについて詳細な情報は得られていないが, 認知症による記憶障害があるため, 服薬の回数, 時間, 量, 種類などを覚えておくことができず, 服薬管理が難しい状況にあると考えられる.
⬆ Eさんの強みと援助の方向性 体調を自己管理し, 異変を訴えることが困難な状況があり, 些細な変化を見逃さない注意が必要である. また, 尿意を訴えるなどの身体感覚を表出する能力を維持できる可能性がある.	
2) 体調の異変の早期発見 (1) 本人の症状の訴えの有無 ・尿意を感じたときにはもぞもぞと動く.	→尿意のサインを見落とさないよう注意する.
⬆ Eさんの強みと援助の方向性 尿意が感じられるため, タイミングやサインをキャッチされることでトイレで排尿できる可能性がある.	
3) 事故の危険性の有無 (1) 危険を予測する能力 ・夕方の職員交代の時刻になる頃に, そわそわして「そろそろ帰らないと」「母さんはどこに行った?」などと言いはじめる. ・自ら車椅子を操作してさまざまなドアを開けようとする姿がみられる. ・Eさんは, 普段は自ら車椅子を操作する様子はみられない.	→普段は車椅子を操作しないEさんが, 夕方に落ち着かない状態で車椅子を操作して, さまざまなドアを開けようとしている. 十分な危険予測ができないことが考えられるため, 転倒や階段などでの転落, ひとりで施設外に出てしまうなどの事故が起こる可能性がある. (転倒・転落アセスメントについてはp75を参照)
⬆ Eさんの強みと援助の方向性 夕方にはとくに転倒の危険性が高くなる状況に注意する必要がある.	

2. 生活機能別の展開

認知機能の関連図

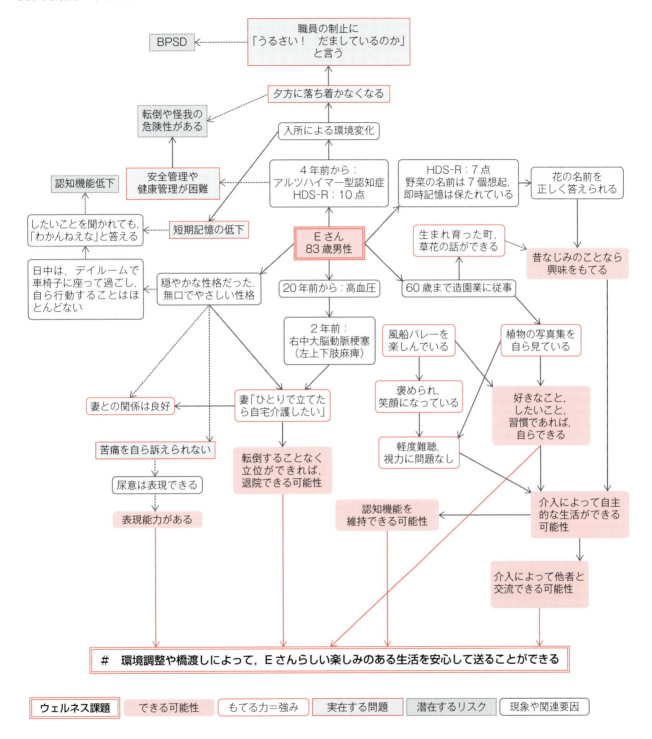

第3章 看護過程の実際 ——事例展開

ウェルネス統合関連図

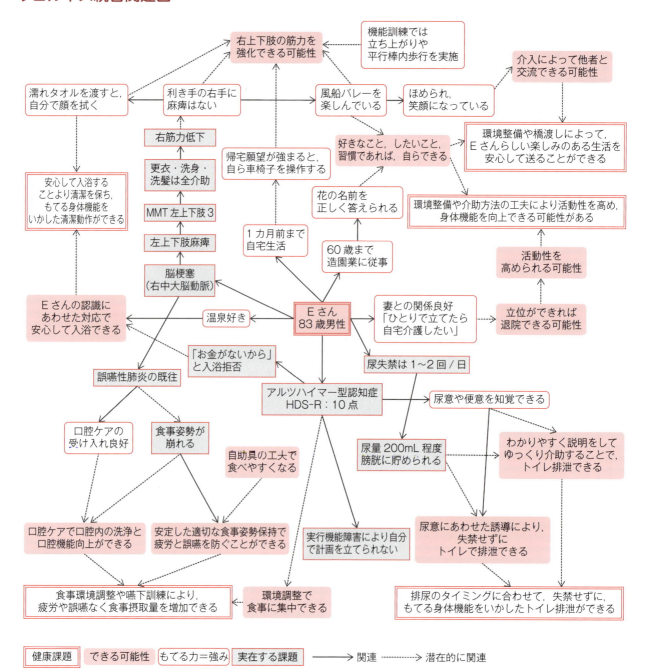

4. 優先順位の決定

(1) 抽出されたEさんの健康課題の検討

　一般的に，優先順位は次のポイントを考慮して決定する．
① 生命の危険性が高い
② 本人の苦痛の程度が高い
③ 健康に及ぼす影響が強い
④ 生活行動に及ぼす影響が強い
　その他，ある課題が他の課題に及ぼす影響の度合いを考慮する場合もある．
　しかし，病状が落ち着き慢性期にある高齢者への看護においては，生命の危険を考慮しつつも，Eさんのもつ強み，本人の思いや価値観，日常生活への影響の度合い，生活の質などを重視して優先順位を決定する．

(2) 健康課題の優先順位とその背景

#1. 認知機能：環境調整や橋渡しによって，Eさんらしい楽しみのある生活を安心して送ることができる
★背景★
　Eさんは，施設に入所したばかりで環境に慣れていないことで不安をかかえており，本人の苦痛が非常に大きいと考えられる．不安が高まると夕方に落ち着かない行動がみられているため，転倒や離棟の危険性もある．また，記憶障害や実行機能障害により自ら行動を起こせないこともあり，何もすることなく過ごす時間が増加して認知機能低下につながる可能性もある．しかし，環境調整や橋渡しをすることで安心してEさんらしい楽しみを見つけることができる．この健康課題を解決することにより，本人の苦痛の緩和，生活の質の向上，健康増進など，多岐にわたる効果が得られることから，#1．とした．

#2. 栄養・代謝：食事環境調整や嚥下訓練により，疲労や誤嚥なく食事摂取量を増加できる
★背景★
　Eさんは，加齢・脳梗塞後遺症・入院に伴う安静による嚥下機能の低下，認知症に伴う食事への集中力の低下，食事時間の延長や食事姿勢の不良による疲労などの影響により，誤嚥リスクと食事摂取量の減少に伴う低栄養状態がみられている．この状態が続けば，誤嚥性肺炎の再発や褥瘡の発生など，全身状態の悪化を招く危険がある．しかし，環境調整によりEさんが集中して疲労せずに食事摂取できる可能性や，嚥下訓練を積極的に取り入れ嚥下機能を向上することにより誤嚥せずに食事量を増加できる可能性がある．この健康課題を解決することにより，健康増進，本人の苦痛の緩和につながることから，#2．とした．

#3. 活動・休息：環境整備や介助方法の工夫により活動性を高め，身体機能を向上できる可能性がある
★背景★
　Eさんは，脳梗塞後遺症の左上下肢麻痺によって身体機能と認知機能が低下し，日常生活動作が困難となっている．しかし，1カ月前まで自宅で生活していたが，入院による過度の安静により身体機能と認知機能が低下してしまった経過がある．Eさんは早く家に帰ることを望んでおり，妻もEさんがひとりで立てるようになったら自宅で介護できると考えている．現在，介助で実施している動作も環境整備や介助方法の工夫により，もてる力を生活行動にいかせる可能性がある．ADLを拡大することはEさんと妻にとって大きな課題であることから，#3．とした．

第3章　看護過程の実際　——事例展開

#4. 排泄：排尿のタイミングに合わせて，失禁せずに，もてる身体機能をいかしたトイレ排泄ができる
★背景★
　Eさんは，脳梗塞後遺症により排泄動作に介助が必要であり，認知機能の低下によりトイレの場所を把握できない状態である．また，自宅にいた頃の習慣と異なる排尿方法に混乱している．しかし，尿意を知覚できること，膀胱に尿を貯められること，機能訓練で身体機能を向上できることから，ケアの工夫によって尿失禁を減らせる可能性がある．尿失禁が減少すると，おむつかぶれが発生している現状の改善にもつながることから，#4. とした．

#5. 清潔：安心して入浴することにより清潔を保ち，もてる身体機能をいかした清潔動作ができる
★背景★
　Eさんは，認知機能の低下により施設での入浴に対する心配があり，脳梗塞後遺症により清潔動作に介助が必要な状態である．しかし，入浴が好きであること，全身状態が安定していること，健側である右手の機能が残っていること，機能訓練でできている動作があることから，入浴の誘導方法を工夫し，清潔動作を具体的に説明することで解決できる可能性がある．また，清拭や部分浴などにより，健康への影響が軽減する可能性があることから，#5. とした．

(3) 目　標

　栄養状態が低下せず，Eさんらしい楽しみをみつけ，もてる力を発揮してADLを拡大しながら施設での生活を送ることができる．

5. 看護計画

認知機能の看護計画

健康課題	#1. 環境調整や橋渡しによって，Eさんらしい楽しみのある生活を安心して送ることができる
短期目標	（1週間以内に） 1. 「帰りたい」とそわそわしはじめても，説明や気分転換により落ち着くことができる 2. 楽しみや役割を見つけることができる 　〈指標〉　・集中している　・笑顔がみられる 3. 転倒やひとりでの離棟などの事故がない
具体的な方法　OP	1）本人の表情や言動（楽しそうなとき，落ち着かないとき，など） 2）落ち着かないときの周囲の状況（時間帯，職員の動き，面会の有無，など） 3）いつもと違う様子の有無（元気がない，ぼうっとしている，など） 4）全身状態（バイタルサイン，食事・排泄状況，など）
具体的な方法　TP	1）馴染みのある環境づくり 　・若い頃の写真や故郷の写真を置く 　・植物の本などを身近に置く 　・鉢植えなどを置く 　・その他，自宅で愛用していた物を持って来てもらう 　・できるだけ同じ職員がかかわり，顔馴染みとなるようにする 2）楽しみや役割を見つける 　・施設内の植物の世話をしてもらう 　・働いていたときの話や，故郷の話などを聴く 　・昔の時代劇のDVDを観る 　・風船バレーなど体を動かすレクリエーションをする 　・他の入所者とコミュニケーションをとれるように，デイルームでの居場所を工夫したり，会話の橋渡しをしたりする 　・笑顔がみられることや言葉などを共通理解し，積極的に取り入れていくようにする 3）安全な環境づくり 　・職員はつねにEさんの行動を見守る 　・階段に行かないように，物の配置などを工夫する 　・ひとりで外に出てしまわないように，玄関の出入りに注意する 4）落ち着かないときの対応 　・夕方の落ち着かなくなる時間が近づいたらレクリエーションなどに誘う 　・排泄を我慢していないか，トイレに行きたくないかを確認してみる 　・身体状況に変化が起こっていないかを注意深く確認する 　・Eさんの訴えを否定せずに受け止める 　・今日は施設で過ごしてほしいことを丁寧に伝える 　・それでも落ち着かない場合は，一緒に行動し，外などにも行ってみる
具体的な方法　EP	（以下のことを適宜説明する） ・体調が良くなるまで，しばらくこの施設で過ごすこと ・不安や不満などはいつでも言ってほしいこと ・職員はEさんに植物の世話の仕方を教えてほしいことや，頼りにしていること

第3章 看護過程の実際 ——事例展開

栄養・代謝の看護計画

看護診断	#2. 食事環境調整や嚥下訓練により，疲労や誤嚥なく食事摂取量を増加できる
短期目標	（1週間以内に） 1. 食事摂取量が増加する 2. むせが減少する 3. 食事時間が短縮する（30分程度） 4. 食事に集中できる（キョロキョロしない，手が止まらない） 5. 食事中に疲労がみられない（「疲れた」という発言がない，ペースが落ちない）
具体的な方法	**OP** 1) 食事摂取量・内容 2) in-outバランス 3) むせの有無とその状況 4) バイタルサイン（体温，呼吸，脈拍，血圧） 5) 不顕性誤嚥の徴候（顔色，呼吸状態，湿性嗄声，食後の咳，痰の増加，SpO_2の低下など） 6) 誤嚥性肺炎の徴候（発熱，湿性咳嗽，喀痰，呼吸困難・喘鳴，全身倦怠感，傾眠，せん妄など） 7) 食事摂取に要する時間 8) 食事中の様子（集中力，姿勢，疲労感，ひと口量とペース） 9) 義歯の適合性の確認 10) 食物残渣の量と位置の確認 11) 血液検査値（TP，Albなど） 12) その他の栄養状態の指標（顔色，結膜色，末梢冷感など） 13) 脱水の徴候の有無 14) 1日の活動量や生活リズム 15) 排泄状態 **TP** 1) 食事環境の整備 ・テレビやスタッフの動きが見えない静かな環境の整備 2) 嚥下基礎訓練 ・毎食前にリラクセーションや嚥下体操，呼吸訓練などを実施し，嚥下に関する筋肉を動きやすくする ・Eさんと会話をする機会を増やす（顔面筋や口腔内の運動，発声する機会を増やす） 3) 本人の希望に沿った食事の工夫 ・Eさん本人や妻から，自宅での食事時の情報収集をする（長年の生活習慣，好み，嚥下状態など） 4) 食品の選択 ・少量でも高栄養の食品を選択する ・水分には適度なトロミをつける ・誤嚥・窒息しやすい食品（パサパサしたもの，粘りの強いもの，すべりの良すぎるものなど）に注意する 5) 姿勢の調整 ・車椅子から食事用の椅子に移乗する ・足底がしっかり床につき，幅がEさんの体格に合っている椅子を選択する ・Eさんの体幹の左側にクッションを使用して傾きを予防する ・食後1時間程度は臥床せず様子を観察する（うつ伏せ姿勢にも注意する） 6) 摂食動作の援助 ・自助具の工夫（食器やスプーンの形状や大きさ，食器が滑らない工夫など） ・食事を忘れている様子のときやペースが速すぎるときには適宜声をかける ・疲労が強いときには食事介助を行う 7) 口腔ケア ・起床時および毎食後に口腔ケアを実施する

5. 看護計画

		・毎食前にはうがいをする ・口腔ケアの動作は，Eさんにできる部分は実施してもらい，できないところや不足部分を介助する 　→Eさんが実施：義歯の着脱，歯磨き，ブクブクうがい 　→介助で実施：用具セッティング，仕上げ磨き，義歯洗浄（Eさんに実施をすすめてみる） 8）誤嚥・窒息のリスク管理 ・誤嚥が疑われる場合には，頸部・胸部の聴診を実施する ・吸引器をすぐに使用できるよう準備する ・指で掻き出す，背部叩打法，ハイムリッヒ法などを必要に応じて実施する
	EP	（以下のことを適宜説明する） ・食事のひと口量が多くなりすぎない，ペースが速すぎないよう注意すること ・食事中に疲労を感じたら遠慮なく伝えること ・何か体調に変化があった場合にはすぐに伝えること ※ただし，認知症によって自分の体調を正確に伝えることができない可能性があるため，様子の変化に注意する

活動・休息の看護計画

看護診断	#3．環境整備や介助方法の工夫により活動性を高め，身体機能を向上できる可能性がある
短期目標	（1週間以内に） 1．日常生活動作に「できる活動」を取り入れられる 〈指標〉 ・移乗の立ち上がりや方向転換を支えられながら自力で行うことができる ・自力で車椅子を操作することができる ・更衣では右手を使って上着を一部介助で着ることができる ・入浴時に右手を使ってできる範囲で身体を洗うことができる ・口腔ケアで義歯を自分で洗うことができる 2．転倒することがない 3．職員の見守りのもとで行動できる 4．同一部位が長時間圧迫されない 〈目安〉 ・臥床時：2時間以内 ・座位時：20分以内 5．活動時の体調の変化を早期に発見される（血圧，血糖）
具体的な方法	OP	1）バイタルサイン（活動前後） 2）食事摂取量の確認 3）内服状況の確認 4）いつもと違う様子（元気がない，ぼうっとしているなど） 5）落ち着かないときの周囲の状況（時間帯，職員の動き，面会の有無など） 6）全身の皮膚状態の観察（とくに褥瘡好発部位） 7）体位変換の状況（除圧実施状況の記録）
	TP	1）日常生活動作の援助 ・いずれの動作も本人がわからない様子のときには，言葉だけではなく，実際に動作を見せるなどして説明する （1）移動 ・車椅子移乗時には，手すりもしくは援助者につかまり立ち上がってもらう ・移乗時の方向転換時には援助者が腰を支えて，本人の力で向きを変えてもらう ・トイレの帰りなどにデイルームに向かう際，明確な目印を示してそこまで自力で駆動してもらう

(2) 清潔
　①更衣の援助
　・着替えを一緒に準備し，好みの服を選ぶ
　・上衣：先に右手（健側）を使って左腕に通してもらい，その後右手も通してもらう
　・下衣：足部を通すとき，立ち上がりときに腰を支える介助をして，Eさんに手すりにつかまって立位を保持してもらい，介助者が下衣を上げ下げする
　②入浴時の援助
　・車椅子–シャワーチェア間の移乗は，援助者が腰をしっかり支えて自力で行ってもらう（身体や足元の水分を拭き取り，滑らないように注意する）
　・洗身は，泡立てたタオルを渡し，右手が届く範囲を自分で洗ってもらう
　・洗髪は，右手で届く範囲を洗ってもらう
　③口腔ケア
　・起床時および毎食後に口腔ケアを実施する
　・毎食前にはうがいをする
　・口腔ケアの動作は，Eさんにできる部分は実施してもらい，できないところや不足部分を介助する
　　→Eさんが実施：義歯の着脱，歯磨き，ブクブクうがい
　　→介助で実施：用具セッティング，仕上げ磨き，義歯洗浄（Eさんに実施をすすめてみる）
　④その他
　・手洗い：排泄後や食事前に洗面台まで誘導し，介助者が左手（麻痺側）を支え，石鹸をつける介助をし，Eさんが右手を使って両手をすり合わせて流水で洗浄できるようにする
　・洗面：起床時に洗面台に前まで誘導し，温タオルを渡して右手を使って自分で拭いてもらう．そのとき，鏡が見えるようにする

(3) 食事
　①姿勢の調整
　・車椅子から食事用の椅子に移乗する
　・足底がしっかり床につき，幅がEさんの体格に合っている椅子を選択する
　・Eさんの体幹の左側にクッションを使用して傾きを予防する
　②摂食動作の援助
　・自助具の工夫（食器やスプーンの形状や大きさ，食器が滑らない工夫など）
　・食事を忘れている様子のときやペースが速すぎるときなどには適宜声をかける
　・疲労が強いときには食事介助を行う

(4) 排泄
　・トイレまで車椅子介助で移動する
　・車椅子および便座からの立ち上がるときは，Eさんにトイレ内の手すりにつかまってもらい，援助者が腰を支えて自力で立ち上がってもらう
　・方向転換と着座は，援助者が腰を支えてなるべく自力で行ってもらう
　・下衣の上げ下げはEさんに手すりにつかまって立位を保持してもらい，介助にて行う
　・陰部の清拭は，Eさんに座位で手すりにつかまって少し前傾姿勢になってもらい介助にて拭く
　・排尿時にもゆっくり便座に座ってもらうよう説明する
　・介助はEさんのペースに合わせてゆっくりひとつずつ行う

2) 安全な環境づくり
　・職員はつねにEさんの行動を見守る（とくに夕方）
　・階段に行かないように物の配置などを工夫する
　・ひとり人で外に出てしまわないように，玄関の出入りに注意する

3) 除圧の援助
　・日中の車椅子座位のときには，除圧マットやクッションなどを利用して，安楽に90°ルールで保つことができるようにする
　・座位時は20分ごとに除圧を行う（プッシュアップやトイレ誘導など）

5. 看護計画

		・車椅子ばかりではなく，食事時は手すり付きの椅子，デイルームではソファなどに適宜座りかえることで除圧を行い，同一姿勢を避ける ・臥床時には骨突出部が圧迫されない姿勢を保つ（30°ルールを保つ） ・夜間は2時間ごとに体位変換を行う（おむつ交換も含む） ・おむつ交換時や入浴時には皮膚状態を観察する 4）体調不良時の対処 ・血圧が高い場合は活動を中止して安静を保つ ・疲労がみられる場合は自力で行う部分を減らし介助量を増やす ・食事摂取量が少ない場合は活動前に補食する
	EP	・早く自宅に帰れるように，少しでも自分でできることを増やしていきましょうと励ます ・体調が悪いときには，無理せずに言ってほしいことを伝える

排泄の看護計画

看護診断	#4．排尿のタイミングに合わせて，失禁せずに，もてる身体機能をいかしたトイレ排泄ができる
短期目標	（1週間以内に） 1．日中の尿失禁の回数が減少する（0～1回） 2．Eさんが尿意を感じたタイミングでトイレに行くことができる 3．トイレ-車椅子間の移乗動作において自力で行える部分が増える 　　（立ち上がりと方向転換は腰を支えられながら自力で行える） 4．Eさんが混乱せずに排泄動作を行うことができる 　　（座って排尿するとき，介助を受けるとき） 5．おむつかぶれが悪化しない
具体的な方法	OP　1）排尿：尿意，量，回数，性状，尿勢，排尿時間など 　　　2）排便：便意，量，回数，性状，下剤の使用状況など 　　　3）失禁：量，回数，失禁時の状況など 　　　4）食事摂取および水分摂取の状況 　　　5）水分出納の状態 　　　6）本人の尿便意のサイン：もぞもぞするなど 　　　7）殿部の皮膚状態：発赤，浸軟，感染徴候の有無（排泄介助時および入浴時に観察する） TP　1）排泄記録票の記載 　　　・OP1）～4）を排泄記録票に記載して分析する 　　　・3日間以上は継続して記録する 　　2）日中のトイレ誘導 　　　・約4時間ごとにトイレ誘導を行う（目安：5時，9時，13時，17時，21時） 　　　・リハビリテーションやレクリエーションの前にはトイレに誘う 　　3）本人の尿意の有無を確認 　　　・もぞもぞするなど動きがみられたら，近づいてトイレに行きたいかをたずねる 　　　・前回排尿から3～4時間経過した頃に尿意の有無を確認する 　　　・本人が声をかけやすいようにゆったりとした雰囲気をつくる 　　4）排泄動作の介助 　　　・トイレまで車椅子介助にて移動する 　　　・車椅子および便座からの立ち上がり時は，Eさんにトイレ内の手すりにつかまってもらい，援助者が腰を支えて自力で立ち上がってもらう 　　　・方向転換と着座は，援助者が腰を支えてなるべく自力で行ってもらう 　　　・下衣の上げ下げはEさんに手すりにつかまって立位を保持してもらい，介助にて行う 　　　・陰部の清拭は，Eさんに座位で手すりにつかまって少し前傾姿勢になってもらい，介助にて拭く 　　　・排尿時にもゆっくり便座に座ってもらうよう説明する

第3章 看護過程の実際——事例展開

		・介助はEさんのペースに合わせてゆっくりひとつずつ行う 5) 夜間のおむつ交換 ・約3時間ごとにおむつを確認する ・排尿時にはおむつを交換する ・排尿パターンとEさんの覚醒状態とを考慮したうえで，夜間のトイレ誘導実施を検討する 6) 失禁時の対応 ・尿失禁時は温タオルで清拭する ・強くこすらず，押さえるように拭く ・便失禁時は陰部洗浄や入浴を行う
	EP	・トイレに行きたいときにはいつでも遠慮なく言ってほしいことを伝える ・立位が安定しないため，排尿時にも便座に座ってもらいたいことを伝える

清潔に関する看護計画

看護診断		#5. 安心して入浴することにより清潔を保ち，もてる身体機能をいかした清潔動作ができる
短期目標		(1週間以内に) 1. Eさんが納得して入浴することができる 2. 入浴できないことによる皮膚トラブルが悪化しない 　〈指標〉 　・皮膚の乾燥が悪化しない 　・おむつかぶれが悪化しない（「排泄」を参照） 3. 清潔動作を自分でできる部分が増える（「活動・休息」を参照） 　〈指標〉 　・更衣では，右手を使って一部介助で着ることができる 　・入浴の洗身や手洗いでは，右手を使って洗うことができる
具体的な方法	OP	1) 皮膚状態：おむつかぶれの状態，下腿の乾燥・掻破の状態，汚れ，落屑，発疹など 2) 眼脂，耳垢，爪の状態 3) 臭気の有無 4) バイタルサイン（入浴前後）
	TP	1) 入浴のすすめ方 ・基本的に入浴予定日に誘うが，Eさんの気が進まない場合は無理をせず，時間を空けたり，予定日にかかわらず別の日に再度誘う ・Eさんの入浴に対する気持ちをよく聞く ・実際に浴室を見てもらう ・妻の面会時に，妻から入浴をすすめてもらう 2) 浴室環境の工夫 ・浴室や脱衣所の温度を調整する（寒いことで不快にならないように） ・脱衣所などを温泉の雰囲気に飾り付ける ・入浴剤などを入れる 3) 更衣の援助 ・着替えを一緒に準備し，好みの服を選ぶ ・上衣：先に右手（健側）を使って左腕に通してもらい，その後右手も通してもらう ・下衣：足部を通すときや，立ち上がるときに腰を支える介助をして，Eさんに手すりにつかまって立位を保持してもらい，介助者が下衣を上げ下げする 4) 入浴時の援助 ・車椅子-シャワーチェア間の移乗は，援助者が腰をしっかり支えて自力で行ってもらう（身体や足元の水分を拭き取り，滑らないように注意する） ・洗身は，泡立てたタオルを渡し，右手が届く範囲を自分で洗ってもらう ・洗髪は，右手で届く範囲を洗ってもらう

5. 看護計画

		5）入浴できなかった場合の援助 ・全身の温タオル清拭を行う ・排泄援助のときには，陰部の温タオル清拭を毎回行う ・排便後には陰部洗浄を実施する 6）入浴後の援助（清拭後も同様） ・保湿剤を塗布する ・水分摂取をすすめる ・爪のケアをする ・耳のケアをする ・居室やデイルームの湿度を50～60％前後に保つ 7）その他の清潔ケア ・口腔ケア：「食事」を参照 ・手洗い：排泄後や食事前に洗面台まで誘導し，介助者が左手（患側）を支え，石鹸をつける介助をし，Eさんが右手を使って両手をすり合わせて流水で洗浄できるようにする ・洗面：起床時に洗面台に前まで誘導し，温タオルを渡して右手を使って自分で拭いてもらう．そのとき，鏡が見えるようにする
	EP	・お金の心配をしている様子ならば，妻から支払ってもらっているので大丈夫であることを伝える

巻末資料

ゴードンの11の機能的健康パターン分類を参考にしたアセスメントガイド（老年領域）

[高齢者のアセスメントにおける全般的留意点]
- 高齢者の長年の生活習慣はどうか
- 元気な頃の状況はどうだったのか
- 入院・入所前の状況はどうだったのか
- これまでの経過から今後どこまで到達可能なのか
- 現在の状況から改善・予防の余地はないか
- 何ができて何ができないのか（詳細な観察の必要性）

パターン分類	定　義	情報収集の視点	老年のポイント
健康知覚－健康管理	個人が認識している健康状態、安寧、および個人的健康管理方法のパターンを表す。これには、患者が健康状態をどのように認識しているか、また、その認識が現在の活動および将来の計画へどのような関連性をもつかなどが含まれる。また、心身の健康増進活動、医師や看護師の指示やすすめ、継続的な診察の遵守（アドヒアランス）など、健康行動の全般的レベルも含まれる。	・主訴 ・既往歴 ・治療状況 ・入院や治療の経験 ・健康管理の方法、考え方 ・病気や治療の説明、その理解状況、受け止め方 ・自己管理が必要な指示の有無と実行状況 ・健康管理や自己管理を行う際の支援者の有無 ・喫煙・飲酒歴、アレルギーの有無 ・その他	長年の経験や習慣によるその人独自の健康管理の方法や価値観
栄養－代謝	代謝ニードの関連した食物と水分の摂取パターンと、身体各部への栄養供給状態の指標を表す。これには、個人の一般的な食物・水分の摂取パターン、毎日の食事時間、摂取する食物水分の種類と量、特別な食べ物の好み、栄養補助食品やビタミン剤の使用などが含まれる。皮膚の損傷と治癒能力の報告、体温・身長・体重の測定値、さらに全般的外見、心身の健康感、皮膚・毛髪・爪、粘膜、歯の状態も含まれる。	・身長、体重、肥満度、体重の増減 ・食事量、内容、回数、食事時間、偏食の有無、食欲 ・摂取状況：経口、経管 ・水分出納：体液喪失、水分摂取不足 ・消化器病変：悪心・嘔吐、腹部不快感の有無 ・歯：歯並び、義歯、う歯 ・口腔粘膜：色、湿潤、損傷 ・皮膚の状態 ・栄養状態：RBC, Hb, Ht, TP, Alb ・感染兆候：体温、WBC ・その他検査：腹部検査、電解質、肝腎機能など	嚥下状態（5期） 脱水兆候 食事の認知 食事動作 口腔ケアの状況
排泄	排泄機能（腸、膀胱、皮膚）のパターンを表す。これには、個人が知覚している排泄機能の規則性、排便のための日課的行為または下剤の使用、および排泄の時間、方法、質、量の変動または障害が含まれる。また、排泄のコントロールに使われている器具があればそれも含まれる。	・排便：回数、量、性状、不快感コントロール方法（緩下剤使用の有無など） ・排尿：回数、量、性状、不快感、コントロール方法 ・腹部症状、腸蠕動音 ・排泄に関する感覚・運動神経・消化管の障害や炎症 ・体腔ドレナージ類 ・発汗、寝汗	過去の排泄習慣 排尿チェック表 排泄の認知 排泄動作 失禁パターン おむつ使用状況 陰部の皮膚状態

活動-運動	活動，運動，余暇，レクリエーションのパターンを表す．これには，清潔，料理，買い物，食事，仕事，家事の維持など，エネルギー消費を要求するADLが含まれる．また，スポーツを含むさまざまな運動のタイプ，量，質も対象になり，これらが典型的なこのパターンの記述となる．余暇のパターンも対象となり，これは他者と一緒にまたは一人で行うレクリエーション活動を表す．とくに注目するのは，重要な活動をそれに対して何らかの制限があるかどうかである．さらに，活動や成熟の結果生じる成長と発達のパターンも加わる．	・活動に必要なエネルギー摂取の有無 ・1日の活動パターン ・レクリエーション活動 ・リハビリテーションの状況 ・日常生活活動の状態：摂食，入浴，排泄，更衣，整容，調理，家事，寝返り ・全般的可動性：歩行，筋力，関節可動域 ・運動機能障害：麻痺，低酸素状態，全身性障害など ・循環器系（脈拍，血圧，心機能検査） ・呼吸器系（呼吸数，呼吸機能検査，血液ガス，胸部X-P）	エネルギー消費としてのADLのパターンは記述するが，栄養摂取や排泄機能の活動詳細は各パターンに記述する． 体が動かないのか，動かし方がわからないのかを見極める． ・FIM ・Brunnstrom Stage ・N-ADL ・バーセルインデックス ・転倒・転落アセスメント ・ブレーデンスケール
睡眠-休息	1日24時間中の睡眠，休息，リラクセーションのパターンを表す．これには，個人の知覚する睡眠と休息の質と量，および個人の知覚する覚醒中の活動力レベルも含まれる．さらには，薬剤や睡眠前の日課などの各種睡眠補助手段も含まれる．	・睡眠パターン：睡眠時間，状態，早朝覚醒の有無など ・睡眠を促す手段：服薬 ・睡眠を妨げる原因 ・不眠の既往 ・通常の休息・リラクセーション方法 ・睡眠不足の兆候	不眠に対する主観的・客観的情報の比較 昼夜逆転の有無 不安，怒りなどの情動不安定や認知力の低下の有無
認知-知覚	感覚・知覚および認知パターンを表す．これには，視覚，聴覚，味覚，触覚，嗅覚などの各感覚様式，障害への対処に使用されている代償手段または人工装具（例：眼鏡，補聴器）の適切性が含まれる．疼痛や疼痛の管理方法についての報告も感覚パターンの一部である．また，記憶，判断，意思決定などの機能的な認知能力もこのパターンに含まれる．	・意識レベル，言語，記憶，判断，理解，集中，意思決定などの能力障害 ・見当識 ・感覚（視覚，聴覚，味覚，触覚，平衡感覚など）の障害の有無 ・障害の代償手段や人工器具（眼鏡，補聴器など） ・病気・治癒への知識 ・疼痛の有無，疼痛管理方法	感覚器の問題か，認知の問題かを見極める． ・HDS-R ・NMスケール ・MMSE
自己知覚 -自己概念	考え，自己の知覚，気分の状態を表す．これには，自己についての態度，能力についての知覚，ボディイメージ，アイデンティティ，全般的な価値観，全般的情動パターンなどが含まれる．身体の姿勢や動きのパターン，視線，声と話し方のパターンも含まれる．	・自分についての表現，病気，入院，手術からくる苦痛や心配，その他の心配なこと ・生理的症状（声，身体の震え，発汗，顔面紅潮・蒼白，口腔内乾燥，心悸亢進，不眠など） ・情動的症状（心配，自信の欠如，緊張，無力感，イライラ，怒り，視線を合わせない，泣くなど） ・認知的症状（注意散漫，思い出せない，心配しすぎ，放心状態，混乱など）の有無 ・身体の一部を喪失したり，姿勢を変化させたりするような身体侵襲の範囲や程度 ・精神運動機能の障害	現状の認知 BPSDの有無

役割-関係	役割関与と人間関係のパターンを表す．これには，患者の現在の生活状況における主要な役割と責任についての理解が含まれる．家族・仕事，または社会的関係における満足感（あるいは心配）やこれらの役割に関連した責任も含まれる．	・家族構成，同居の有無，重要他者，面会の有無 ・病気，入院，治療による自分の役割変化の有無と代行者の有無 ・本人の病気，入院，治療を家族はどう考えているか ・職業，経済的に困ることはないか ・親しい友人の有無 ・孤独感の有無 ・趣味，社会活動 ・経済状況	家族関係 利用者同士の関係 援助者との関係
性-生殖	セクシュアリティに関する満足または不満のパターン，生殖パターンを表す．これには，セクシュアリティまたは性的関係において感じている満足または障害が含まれる．また，女性の生殖段階（閉経前か閉経後か）およびその問題も含まれる．	・結婚 ・出産，月経（閉経） ・性的関係の満足度，変化，問題の有無 ・対象が達成できるセクシュアリティ表現と願望する表現の差異	性的関心 嫉妬
コーピング-ストレス耐性	全般的なコーピングストレスパターンとストレス耐性の観点からみたそのパターンの有効性を表す．これには，自己の統合性を脅かそうとするものに対抗できる余力あるいは受容力，ストレスの処理方法，状況管理能力に関する自己の認識などが含まれる．	・これまでの困ったときの対処方法と効果 ・困った時の支援者の有無 ・病気，入院，治療への対処（受け止め，今後への姿勢） ・援助者への要望 ・この1～2年間に人生の大きな変化や危機があったか ・緊張しているか，リラックスするために効果的な対処は何か	BPSD 自力でストレスを軽減することができるか．
価値-信念	選択や意思決定を導く価値観，目標，または信念（信仰を含む）のパターンを表す．これには，人生において重要だと認識されているもののほか，健康に関連する価値観，信念，あるいは期待において感じている葛藤も含まれる．	・固く信じていること ・宗教活動 ・人生や生活のなかで大切なこと，絶対的なこと	長い人生における価値感の有無（人の世話になりたくない，もったいない，恥かしい，など） 生きがいの有無

索 引

あ

アセスメント	6, 8
アルツハイマー型認知症	35
溢流性尿失禁	21
溢流性便失禁	23
陰部	24
ウェルネス型	6
うつ状態	37
運動器症候群	30
運動機能	28
エネルギー必要量	50
栄養	13, 46
嚥下	14, 47

か

加齢	2
家族	39
過用症候群	33
改訂長谷川式知能評価スケール	44
概日リズム	33
活動	4, 28, 70
看護過程	6
看護計画	9, 91
看護診断	8
感覚機能	37
感染症	24
関節可動域	28
環境因子	4, 5
観察	7
眼瞼	24
簡易栄養状態評価表(MNA-SF)	13
記憶力	38
器質性便秘	22
機能性尿失禁	21
機能性便失禁	23
機能性便秘	22
機能的健康パターン	6, 12, 98
機能的自立度評価法(FIM)	44
客観的栄養評価(ODA)	13, 49
休息	28, 31, 70
下痢	22
計画立案	9
結晶性知能	3
見当識障害	38
健康課題	89
コミュニケーション	7, 37
ゴードン	6, 98
個人因子	4, 5
誤嚥性肺炎	15, 48
誤用症候群	33
口腔	24
口腔ケア	15
高齢者	2
国際生活機能分類	4

さ

サーカディアンリズム	34
サルコペニア	13, 29
参加	4
している活動	28
耳介	24
実践	9
手段的日常生活動作	28
主観的包括的評価(SGA)	13, 48
心身機能	4
心理面の変化	3
身体機能の変化	2
身体構造	4
熟眠障害	34
情報収集	6
食事援助	17
褥瘡	30
褥瘡のリスクアセスメント	30, 74
スキン-テア	31
水分出納	51, 58
水分必要量	51
睡眠	34
セルフケア行動	12, 24
せん妄	37
生化学検査	43
生活リズム	31
生活機能	4, 12
生活時間	33
清潔	24, 64
切迫性尿失禁	21
切迫性便失禁	23
摂食嚥下機能	14
その人らしさ	39
早朝覚醒	34

た

代謝	13, 47
蛋白質・エネルギー低栄養状態	13
蛋白質必要量	50
中核症状	35
中途覚醒	34
爪	24
できる活動	28
転倒・転落アセスメントシート	32, 75

索引

な

日常生活活動 …………………… 12, 28
入眠困難 ……………………………… 34
認知機能 ……………………………… 3, 35
認知機能の評価スケール …………… 35
認知症 ………………………………… 35
尿失禁 ………………………………… 20
ノンレム睡眠 ………………………… 34

は

排泄 ……………………………… 20, 57
排泄記録票 …………………………… 46
排尿障害 ……………………………… 20
排便障害 ……………………………… 22
廃用症候群 …………………………… 30
廃用性萎縮 …………………………… 33
皮膚 …………………………… 24, 65
必要栄養量 …………………… 14, 50
必要水分量 …………………………… 51
評価 …………………………………… 10
ブリストル便スケール ……………… 22
ブレーデンスケール ………… 31, 74
フレイル ……………………… 13, 29
不顕性誤嚥 …………………………… 16
不眠 …………………………………… 34
腹圧性尿失禁 ………………………… 21
腹圧性便失禁 ………………………… 23
便失禁 ………………………………… 23
便秘 …………………………………… 22

や

優先順位 ……………………… 8, 89

ら

流動性知能 …………………………… 3
レム睡眠 ……………………………… 34
レビー小体型認知症 ………………… 35
ロコモティブシンドローム ………… 30
老嚥 …………………………………… 14
老年看護 ……………………………… 2
老年症候群 …………………………… 33

欧文

ADL（activities of daily living）…… 28
BPSD（behavioral and psychological symptoms of dementia）………… 35
DESIGN-R ……………………………… 31
EAT-10（10-item eating assessment tool）……………………………… 14
Harris-Benedictの式 ………………… 14
HDS-R ………………………………… 44
IADL（instrumental activities of daily living）…………………………… 28
ICF（international classification of functioning, disability and health）………………………………… 4
ICFモデル …………………………… 4
MNA-SF（mini nutritional assessment-short form）………… 13
NMスケール（N式老年者用精神状態尺度）………………………………… 45
N-ADL（N式老年用日常生活活動作能力評価尺度）…………………………… 44
ODA（objective data assessment）………………………………… 13
ROM（range of motion）…………… 28
RUMBAの原則 ……………………… 9
SGA（subjective global assessment）………………………………… 13

| ウェルネスの視点にもとづく　老年看護過程　第2版 |
| 生活機能に焦点をあてたアセスメント |

ISBN978-4-263-23734-2

2012年1月10日　第1版第1刷発行（生活機能のアセスメントにもとづく老年看護過程）
2018年1月10日　第1版第7刷発行
2019年12月10日　第2版第1刷発行（改題）

編　集　奥　宮　暁　子
発行者　白　石　泰　夫
発行所　医歯薬出版株式会社

〒113-8612　東京都文京区本駒込1-7-10
TEL.（03）5395-7618（編集）・7616（販売）
FAX.（03）5395-7609（編集）・8563（販売）
https://www.ishiyaku.co.jp/
郵便振替番号　00190-5-13816

乱丁，落丁の際はお取り替えいたします．　　　印刷・真興社／製本・愛千製本所
© Ishiyaku Publishers, Inc., 2012, 2019. Printed in Japan

本書の複製権・翻訳権・翻案権・上映権・譲渡権・貸与権・公衆送信権（送信可能化権を含む）・口述権は，医歯薬出版（株）が保有します．
本書を無断で複製する行為（コピー，スキャン，デジタルデータ化など）は，「私的使用のための複製」などの著作権法上の限られた例外を除き禁じられています．また私的使用に該当する場合であっても，請負業者等の第三者に依頼し上記の行為を行うことは違法となります．

JCOPY ＜出版者著作権管理機構　委託出版物＞
本書をコピーやスキャン等により複製される場合は，そのつど事前に出版者著作権管理機構（電話03-5244-5088, FAX 03-5244-5089, e-mail：info@jcopy.or.jp）の許諾を得てください．